노화를 정복하는 삶

노화를 정복하는 삶

초판발행 2010년 3월 25일

지 은 이 이수정
펴 낸 이 최종숙
편   집 권분옥 이소희 이태곤 추다영
디 자 인 홍동선 이홍주 안혜진
마 케 팅 문택주 안현진 심용창

펴 낸 곳 글누림출판사
주   소 서울시 서초구 반포4동 577-25 문창빌딩 2층
전   화 02-3409-2079(편집), 2055(마케팅)
팩   스 02-3409-2059
등   록 2005년 10월 5일 제303-2005-000038호
홈페이지 www.geulnurim.co.kr
전자우편 nurim3888@hanmail.net

값 14,500원
ISBN 978-89-6327-065-4 03510

출력·알래스카 커뮤니케이션 용지·화인페이퍼 인쇄·한교인쇄 제책·동신제책

실버세대를 위한 건강한 생활 만들기

노화를 정복하는 삶

이 수 정 지음

머리말

모든 생명체는 젊은 상태를 그대로 유지하지 못한다. 생명체는 시간의 경과에 따라 생체 기능이 감퇴하게 되는데 이를 노화라 한다. 단세포 생물로부터 식물, 동물, 사람에 이르기까지 모든 생물체는 노화한다. 노화는 인간에게 병과 죽음을 주는 직접적인 원인으로, 노화가 왜 일어나는지는 생명현상의 가장 큰 의문 중의 하나이다. 수많은 과학자들의 노력에도 불구하고 현재까지 노화가 어떻게 진행되는지 정확히 밝혀지지 않은 상태이다.

나이가 많든 적든 대부분의 사람은 장수의 신비가 무엇인지 궁금해 한다.

사람은 왜 늙고, 죽는 것일까?
과연 어떤 사람이 100세까지 건강하게 삶을 영위할 수 있는 것일까?
어떻게 그렇게 오래 살 수 있을까?
100세 이상 사는 사람들은 다른 사람들과 무엇이 다를까?
오늘 내가 먹는 음식과 내가 하는 운동이 과연 장수에 도움은 되는 것일까?
오래 산다는 것이 과연 가치 있고 성공적인 삶을 의미하는 것일까?

노화에 관한 많은 궁금증에서부터 노화라는 것의 정체와 그것을 정복하는 방법을 연구하는 행보가 시작된다. 저자 또한 일반인들과 같은 관심에서 출발하여 이 책을 쓰게 되었다. 이 책은 노화에 대한 원리를 이해하고, 건강한 노화란 무엇인지, 어떤 삶을 살아야 노화를 이겨낸 건강한 삶을 영위할 수 있을지를 알아 볼 것이다.

우리가 궁금해 하는 장수의 비밀은 결국 건강한 노후의 삶과 직결된다. '건강한 노년'은 '활력 있는 노후설계'로 이어지기 때문이다.

노화를 정복하는 삶은 어렵고 복잡하고 까다로우며 노력이나 비용이 많이 들어가는 것이 아니다. 주어진 수명을 온전히 감당하며, 건강하고 활기찬 노후생활을 만끽하는 데에는 특별한 왕도가 있는 게 아니다.

건강과 활력을 유지하는 가장 중요한 열쇠는 젊음을 유지하는 것이 아니라, 건강하게 나이가 드는 데 그 비법에 있다. 즉, 늙지 않으려고 애쓰는 것이 아니라 잘 늙어 가는 것을 의미한다. 건강하고 즐거우며, 사랑하는 가족, 친구, 이웃들과 함께하는 만족스러운 삶이야말로 노년기의 기쁨을 만끽하는 지름길이다.

독자들께서는 부디 이 책의 정보들을 통해 노화가 진행되는 것에 대한 두려움과 부정적인 생각들에서 속히 벗어나시길 바란다. 노년기의 삶은 황량한 불모지가 아니라 흘러간 세월이 깨닫게 해준 지혜와 인격, 그리고 성숙한 인격으로 풍성한 열매를 딸 수 있는 과수원 같다는 것을 느끼게 되었으면 하는 것이 저자의 바람이다.

저자 이 수 정

목차

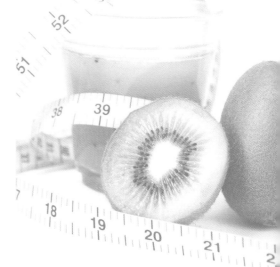

현대 사회와
노인

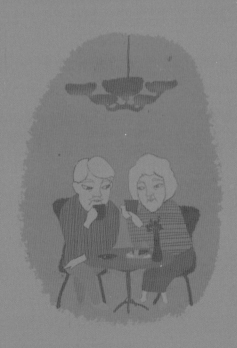

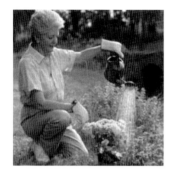

불과 백 년 전에 비하면, 현대인들은 놀라울 정도로 오래 살고 있다. 깨끗한 식수 공급, 전국적인 예방 접종, 산모와 태아의 사망에 대한 체계적 예방 등과 같은 공중 보건의 향상, 의학 및 과학 기술의 혜택에 힘입어 많은 사람들이 훨씬 더 고령의 삶을 영위하게 되었다. 유럽에서 18~19세기까지만 해도 평균수명이 35살에 불과했다고 한다. 또한 100년 전만 해도 미국인의 평균수명이 50세를 밑돌았지만 오늘날에는 77세로 상승했다. 최근 스칸디나비아 반도의 국가들이나 일본의 평균수명은 78~80세까지 육박하고 있다.

한국인들의 수명도 빠른 속도로 높아지고 있다. 1960년에 국민의 평균수명은 52세에 불과했으나 2008년 현재 78세에 이르고 있다. 우리나라 노인(만 65세 이상) 인구는 이미 2005년에 전체 인구의 9.1%를 넘어섰다. 한 연구에서는 이러한 증가 추세가 2018년에 14%를 넘고 2026년에는 20%에 이르며 평균수명 또한 2025년에는 81.15세에 이를 것으로 전망하고 있다. 노인 인구의 증가 추세는 세계적으로 공통 현상이다.

이것은 무엇을 뜻하는가? 평균수명은 갑작스레 늘어난 것이 아니다. 문명화와 의학 및 보건 산업의 발달로 인간이 최대한 오래 사는 데 방해되는 것들을 막아주기 때문이다. 엄청나게 높았던 유아 사망률이 줄어들었고 수백만의 생명을 앗아가는 전염병이 크게 줄었기 때문이다.

의학 기술의 발달은 건강과 질병에 관한 예방과 치료 효과를 크게 향상시켰다. 웰빙에 대한 정보가 폭넓게 확산되고 건강 교육이 활발해지면서 생활 방식을 바꾸려는 사람들이 증가하고 있다. 우리 사회는 베이비붐 세대들이 중년기, 노년기에 접어들어 노인 인구의 증가가 가파른 상승곡선을 그리고 있다.

이러한 조건과 현상이 '노화와 인간 수명'에 대한 사회적·문화적·과학적 관심을 촉발시키고 있다.

노화에 관한 연구는 수명 연장뿐만 아니라 질병 없이 건강하게 노년기를 지내고자 하는 현대인들의 소망을 수용한 것이기도 하다. 이러한 측면에서 노화 연구는 자연스럽게 노인성 질환 자체의 기존 연구뿐만 아니라 노화 현상을 이해함으로써 왜 노화라는 것이 질병과 죽음으로 이어지는지를 탐구하는 방향으로 전개되었다. 노화 연구는 질병과 죽음을 지연시키고 신체적, 정신적 건강을 유지하는 방법을 깨닫게 하는 데 도움을 준다.

예전에는 인간이 얼마나 더 오래 살 수 있느냐 하는 장수에 관심이 집중되었다. 그러나 이제는 평균수명이 높아지고 경제적, 지적 수준이 향상된 노인들이 등장하면서 어떻게 하면 독립적으로 불편함이 없이 행복한 노후를 보낼 수 있느냐에 더 관심을 쏟게 되었다. '평균수명'의 개념 외에 '건강 수명'이라는 개념이 강조되고, 건강 수명과 평균수명과의 차이는 특정한 지역 노인들의 삶의 질을 나타내는 지표가 되고 있다.

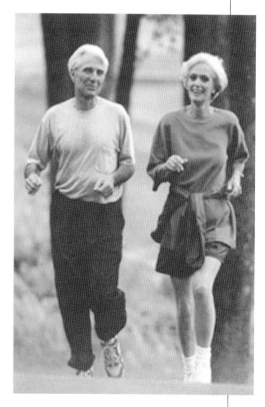

우리나라의 경우에도 평균수명이 78세에 이르렀지만 건강 수명은 65세에 불과해서 노인들이 10년 이상 신체적·경제적 고통 속에서 살다가 죽게 된다는 것을 알 수 있다. 반면 선진국에서는 건강 수명과 평균수명의 차이가 5~6년에 불과하다. 이 같은 사실은 우리나라가 고령 사회에 대한 대책을 보다 철저하게 수립해야 할 필요성에 직면해 있음을 알려준다. 이를 위해서는 노화가 무엇이고, 왜 일어나는지 그리고 어떻게 노화가 진행되며 건강한 노화가 무엇인지 등을 먼저 살펴볼 필요가 있다.

노화와 죽음에 관한 이론들

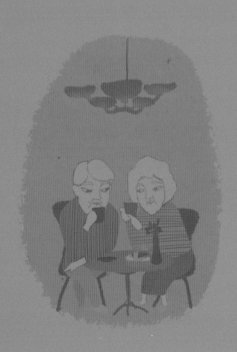

인체는 약 60조 개의 세포로 구성되어 있다. 다양한 요인들로 인해 나이가 들어가며 몸을 구성하는 세포의 수가 감소하거나, 점차 그 기능이 떨어지게 된다. 그 결과 여러 종류의 만성 퇴행성 질환들이 나타난다. 중풍, 동맥경화와 같은 심혈관계 질환이나 당뇨병, 암, 치매 등의 질병이 발생하고 근력이나 골밀도가 감소하여 일상생활에 지장을 초래하게 된다.

이러한 과정이 바로 '노화 과정'이다.

■ 노화의 특성

① 모든 유기체에 공통적으로 발생한다.
② 시간이 경과하면서 전방위로 진행된다.
③ 진행 속도는 개인마다 다르다(또한 장기마다 다름).
④ 과정을 역행하거나 막을 수 없다.
⑤ 생리적 기능의 감소와 질병의 감염률이 높아진다.
⑥ 환경적 스트레스에 대한 적응력이 떨어진다.
⑦ 결국 사망에 이르는 과정이다.

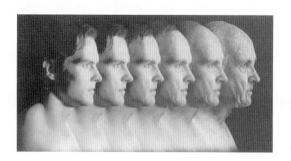

노화는 누구에게나 일반적으로 일어나는 비가역적인 변화로서 생리적, 심리적, 육체적, 정서적, 사회문화적, 환경적 변화를 초래하고 기능 저하를 동반하는 현상이다.

하지만 노화는 연령의 증가로 인해 결정되는 것이 아니라 오히려 유전과 같은 내적 요인과, 환경·영양·운동·생활 패턴 등과 같은 외적 요인에 따라 결정된다.

내적 요인인 유전 형질을 바꾸기는 어렵다고 하더라도 환경적 요인, 즉 일상적인 식사 형태, 활동량, 규칙적인 운동, 스트레스 관리 등의 외적 요인에 따라 어느 정도 조절이 가능하다.

러시아의 해부학 교수 네밀로프는 '노화와 죽음의 생물학적 의미'를 다음과 같이 표현하였다.

> 죽음은 자연에 균형을 가져다준다.
> 만약 죽음이라는 것이 없다면, 지구는 생명의 물결로 충만할 것이다.
> 지구는 결국 이러한 물결 속에서 파멸할 것이고, 지구상의 모든 생물체는 존재하기를 중단할 것이다. 동물들은 계속 번식하여 우글거리면서 두껍게 지구를 뒤덮을 것이다.
> 공중에는 새들이 너무 많아져 제대로 날갯짓을 하기도 어려울 것이며 해를 완전히 가려버릴 것이다. 바다는 우글거리고 버둥거리는 물고기들과 바다 생물체로 가득 차버릴 것이다.
> 그와 함께 파리와 나비들, 갑충과 다른 곤충들도 몇 년 만 지나면 지구 골짜기마다 가득 차고 지구를 두꺼운 층으로 덮어버려 가장 높은 산들도 볼 수 없을 정도가 될 것이다.
> 이러한 끔찍한 현상이 일어나지 않는 단 하나의 이유는 자연에 자선을 베푸는 '죽음'이라는 현상이 있기 때문이다. 죽음은 엄청난 수로 불어나는 생물체 중에서 모든 잉여분을 제거하며, 계속적인 발전과 완전의 가능성이 있는 것만이 단지 일시적으로 생존하도록 배려한다.

우리에게 주어진 생존의 한정된 기회를 탕진해버리는 어리석음을 범해서는 안 될 것이다. 젊음은 영원할 수 없다. 그러므로 젊음의 생명력과 열정이 불타오를 때 술, 마약, 돈, 오락, 섹스 등 세상적인 쾌락을 취하고, 자신의 비전을 포기하며, 나태해지는 것은 인생 전체를 놓고 봤을 때 엄청난 손해이다. 무한한 잠재력과 가능성이 숨 쉬는 젊은 청년들의 의식이 깨어 있을 때, 변화가 필요한 것들의 혁명이 시작되고 이 사회가 움직인다는 것을 기억하길 바란다.

누구나 늙는다. 죽음이라는 것이 자연의 균형을 유지하기 위함이라는 네밀로프 교수의 말이 맞든 틀리든, 누구나 늙고 죽는다. 아름답고 싱싱한 꽃도 영원히 그 모습을 유지할 수 없다. 시간이 지나면 살아 있는 한 모두 늙고 죽는다.

오늘날 첨단의 의학 기술이나 생명 과학 및 유전 공학 등의 발달은 인체를 구성하는 세포 수준에서부터 누구도 거부할 수 없는 자연의 법칙인 노화의 비밀을 하나씩 해독할 수 있도록 만들었다. 하지만 누구나가 설계된 프로그램에 따라 노화 과정을 거치고 죽음을 맞이하는 것에 대해서는 그 어떤 과학도 정확한 원리나 대안을 찾아내지 못했다. 단지 노화라는 것에 대해 좀 더 깊이 있게 알아가고 있을 뿐이다.

노화에 관한 이론에서 유력한 견해는 노화란 환경적 독성물질, 질병, 정상적 신진대사에서 발생하는 부산물 등이 지속적, 반복적으로 신체에 손상을 준 결과라는 것이다. 또한 유전자라는 불변적인 요인보다는 변화, 예방, 발전시킬 수 있는 환경적인 요인이 더 크게 영향을 미친다는 것으로 요약된다.

1. 노화에 관한 역사의 기록

1 히포크라테스

철학을 바탕으로 히포크라테스는 질병의 원인을 합리적으로 설명하기 위해 인체에 대한 직접적인 관찰을 시도했다. 결론은 모든 개인은 정해진 양의 생명 에너지(열)가 있다는 것이다. 즉, 노화는 불가피하게 서서히 열이 식어간 결과라는 것이다. 그는 질병이란 개인의 생명력이 감소한 결과 나타나는 부산물이며, 또한 질병은 피할 수 없는 노화의 과정으로 보았다.

2 고대 중국의 노장 사상

기원전 200년에서 기원후 200년 사이에 쓰인 『황제내경』에 의하면 인체의 건강과 행복은 음양의 균형에 달려 있다고 하였다. 오늘날 한의원에서 하는 말과 흡사하다.

노화와 질병은 음양의 균형이 깨진 결과인 반면, 건강과 장수는 음양이 최적의 균형 상태를 이루었을 때 나타나는 결과라는 것이다. 따라서 오랫동안 건강하게 살고 싶은 사람은 음양의 조화를 추구하고, 불균형을 피하도록 노력한다.

3 동물의 생식선 복용

노화를 극복하려는 사람들은 노화방지제로서 동물의 생식선을 복용할 것을 주장하기도 했다. 실제로 생명을 연장시킨다는 만병통치약이 쇼핑 리스트에 늘 빠짐없이 오른다. 최고급 음식에도 사자와 호랑이의 고환 및 심장, 악어의 정액, 언어의 정액 등이 포함되어 있다. 이런 것들의 효과가 있다는 과학적인 실험 결과나 명백한 증거는 없다.

1825년 벤자민 곰페르츠는 모든 종은 성적으로 성숙해진 이후에 사망률이 기하급수적으로 증가한다는 놀라운 사실을 관찰했다. 또한 1800년대 후반, 노화 연구의 또 다른 선구자인 아우구스트 와이스만은 "생식이 가능한 기간이 지났다면 더 이상 오래 살기를 기대할 이유가 없다. 그러므로 생식 능력을 잃는 시기는 사망할 무렵과 대체로 일치한다."라고 썼다.

그렇다면 오늘날에는 이런 주장이 어떻게 받아들여지고 있을까? 크게 영향력 있게 받아들여지는 것 같지는 않다. 다만, 노화에 대한 의문과 고민은 동서양을 막론하고, 오래전부터 시작되었으며 그 변천과정을 알아보는 것도 흥미롭다고 생각하는 게 온당하다.

2. 오늘날 노화에 관한 이론

오늘날 노화에 관한 이론들은 의학, 생명공학, 유전자 공학, 분자 생물학 등의 전문적인 연구에 의해 더 과학적이고, 논리적으로 전개되고 있다. 오늘날에도 끝없이 노화에 관한 수많은 가설들이 제시되고 있다. 이러한 사실은 역설적으로 노화의 기전이 완벽히 밝혀지지 않았다는 사실을 말해준다. 가장 설득력이 있거나, 실험적으로 어느 정도 증명되어 있는 노화 이론을 간단히 살펴보기로 한다.

1 당화가설(glycation hypothesis)

혈당이 신체세포에서 만들어진 단백질과 서로 결합하여 신체의 조절작용과 유전적 정보를 왜곡시킨다고 주장하는 이론이다. 이러한 이론을 뒷받침하는 근거로는 혈당대사의 어려움을 겪는 당뇨병 환자들이 비교적 젊은 나이에 백내장이나 동맥경화증 같은 노화와 관련된 질병을 흔히 경험한다는 점을 내세운다. 또한 음식 섭취를 제한한 실험에서 오래 산 쥐들이 낮은 혈당 수준을 보여준다는 사실이 밝혀져 노화에서 당화가설의 근거가 있다고 보인다.

예전에는 무해하다고 생각했지만 이제는 노화 관련 세포 손상의 강력한 매개물로 밝혀진 물질이 바로 포도당이다. 포도당은 설탕의 기본적인 형태이며 신체에서 에너지원으로 사용된다. 꿀이나 사탕이 다른 물질의 표면에 잘 붙듯이, 포도당도 다양한 조직에 잘 붙는 속성을 지니고 있다. 이를 '당화 과정'이라 한다.

당화되어 있는 조직은 포도당이 닥치는 대로 단백질 덩어리와 결합하는 과정에서 손상을 입는다. 포도당과 단백질의 비정상적인 결합을 '교차결합'[1])이라고 한다. 정상적인 상태에서는 포도당과 단백질이 서로 독립적으로 작용한다. 그러나 교차결합이 일어나면 단백질은 정상적인 능력을 상실하게 된다. 지나친 포도당의 폐해는 당뇨병에서 뚜렷하게 드러난다.

당뇨병에 걸리면 혈당 조절 능력을 상실하게 된다. 그 결과 혈중 포도당의 상승에 따른 합병증이 발생하게 된다. 당뇨병 환자가 치료를 받지 않으면, 과잉 축적된 포도당이 눈, 신경, 신장, 심장처럼 상처받기 쉬운 조직들을 마구 손상시킨다. 단백질이 과다한 포도당과 교차결합함으로써 이러한 결과가 생기는 것으로 본다.

2 텔로미어 소멸 이론(telomere shortening theory)

세포가 분열을 반복함에 따라 염색체 말단인 텔로미어가 점점 짧아져서 결국 텔로미어가 다 소실되어 버리면 염색체가 부서져 노화하게 된다는 이론이다.

---

1) 포도당이 단백질에 붙어 연쇄반응을 일으키는 화학변화. 세포의 손상, 노쇠, 그리고 당뇨병의 합병증 주원인.

핵을 가진 모든 세포는 핵 안에 유전자 덩어리인 염색체를 가지고 있다. 염색체들이 나누어질 때마다 그 끝부분이 줄어드는 모습이 발견되었다. 텔로미어라고 불리는 염색체 끝 부위는 일정한 염기서열이 수천 번 이상 반복되는 구조를 가지고 있고, 이러한 염기 반복서열구조는 두 가닥의 DNA 사슬 간에 단단한 결합을 이루어 결과적으로 염색체의 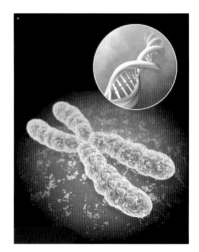 안정화에 매우 중요한 역할을 한다. 이러한 염색체 끝 부위의 반복구조는 세포가 분열하면서 점차 줄어든다. 세포의 나이에 따라 염색체의 길이가 짧아지는 것이다.

발생초기에는 텔로미어를 만드는 효소인 텔로머라아제가 존재하나 태아가 태어난 이후에는 이 효소의 발현이 멈추면서 텔로머라아제 효소 활성이 없어지고 텔로미어는 세포가 분열함에 따라 점점 짧아진다(한 번 분열할 때마다 30~200bp씩 짧아진다).

텔로머라아제(telomerase)

- 텔로미어를 계속 연장시켜주는 역할을 하는 효소로서 생식세포, 암세포에 존재한다.
- 암세포의 불멸성에 기여하며 대다수의 암에서 발현된다.
- 양질의 텔로머라아제 결정을 구하기 어려워 연구의 장애가 되고 있다.

어느 순간 세포의 텔로미어가 한계점보다 짧아지면 염색체는 안정성을 잃고 부서진다. 이때 세포성장을 억제하는 세포 내 신호가 유도되고 비가역적 성장이 정지하면서 노화세포로 진행된다는 것이 텔로미어 소멸 이론이다. 그러나 암세포는 텔로머라아제의 활성화가 지속되면서 텔로미어의 길이가 어느 정도 유지되는 것으로 밝혀졌다. 현재까지 조사된 대부분 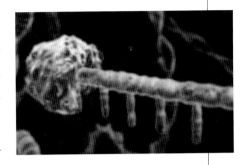 (85%)의 암세포에서는 텔로머라아제를 갖고 있는 것으로 알려져 세포의 성장과 텔로미어의 길이, 텔로머라아제의 활성이 밀접하게 연관된다는 점이 밝혀졌다.

복제양 돌리

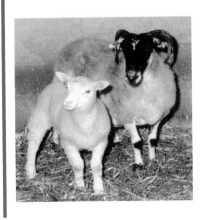

몇 년 전 엄마 양의 체세포 핵으로 치환하여 인공적으로 엄마 양과 똑같은 유전자(핵이 같기 때문)를 갖는 아기 양 돌리가 복제되어 화제를 불러일으켰다. 불행하게도 몇 년 후 복제양 돌리는 정상적인 양보다 훨씬 빨리 늙는다는 사실이 밝혀졌다. 머지않아 엄마 양과 같이 늙어가는 것이 관찰되었고, 연구 결과에 의하면 엄마 양의 체세포부터 핵을 받은 복제양 돌리의 텔로미어는 이미 늙은 엄마 양의 텔로미어 만큼 짧아졌다는 사실이 밝혀졌다. 이런 사실은 텔로미어 소멸이론이 중요한 노화의 기전임을 말해준다.

3 산화적 스트레스 이론(oxidative stress thory)

세포 내의 미토콘드리아에서 에너지 매체인 ATP를 만들 때 동시에 생성되는 산화성 자유라디칼(free radical, 자유기)이 세포 및 고분자 물질(DNA, 단백질, 지질)을 손상시키는데, 세포가 시간이 지남에 따라 손상이 증가되고, 자유라디칼을 제거하는 항산화효소 등의 항산화기능이 떨어지면서 세포가 노화한다는 것이 산화적 스트레스 이론이다. 1991년 존스 홉킨스대학 의학부 발표에 의하면 "지구상 인류가 앓고 있는 질병은 3만 6천 가지, 이 질병의 모든 원인은 자유라디칼이다."라고 한다.

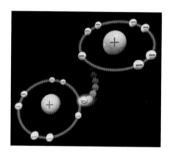

원자는 물질의 기본 구성단위이고, 하나의 핵과 이를 둘러싼 여러 개의 전자로 구성되어 있다. 이때 전자는 쌍을 이뤄 존재할 때 안정된 구조를 갖춘다. 하지만 쌍을 이루지 못한 전자는 반응 활성이 높게 되는데, 이렇게 비공유 전자를 소유하는 분자를 '자유라디칼'이라고 한다. 쌍을 이루지 못한 전자는 불안정적이며, 다른 물질에서 전자를 빼앗거나 자신의 전자를 건네주려는 성질이 있다. 이렇게 전자를 찾아 헤매는 자유라디칼은 단백질에 약하게 결합된 전자를 만나면, 그 단백질로부터 전자를 빼앗아 그 결합을 갈라놓는다.

자유라디칼에게 전자를 빼앗긴 단백질은 산화되어 녹슨 금속 조각처럼 붕괴되고 만다. 자신의 구성 요소 중 하나를 잃은 단백질은 더 이상 적절한 기능을 수행할 수 없게 된다. 이렇게 산만하고, 얌전하지 못한 건달과 같은 자유라디칼에 의해 세포가 손상되고, 이런 과정을 거치면서 노화가 나타난다는 것이다.

단백질은 우리 몸을 구성하는 벽돌과 시멘트라고 할 수 있다. 단백질이 산화하면 벽돌이 바람과 물에 노출되면 몇 년 후엔 부서지는 것처럼 형태가 변화되고 정상적인 기능을 하지 못하게 된다. 게다가 자유라디칼은 신체 단백질의 청사진 역할을 하는 DNA도 망가뜨린다. DNA가 망가지면, 세포는 손상된 단백질을 복구하는 데 더욱 어려움을 겪게 되며 세포의 전체적인 능력을 점점 잃게 된다.

인체의 많은 자유라디칼 중 산소가 주성분이 되어 짝을 못 이룬 전자를 가진 물질을 산소 라디칼(reactive oxygen species, ROS, 활성 산소)이라 한다.

산소는 4개의 전자와 환원하여(전자를 얻는 것) 에너지와 물을 생성하게 된다. 그러나 불완전하게 환원하게 되면, 즉 산화의 불완전 연소(약 2~5%)는 독성 물질, 화합물을 발생시켜, 염증 반응을 일으킨다.

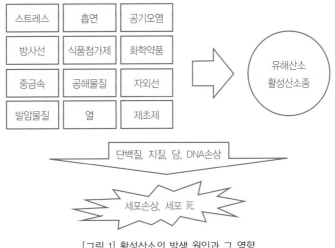

[그림 1] 활성산소의 발생 원인과 그 영향

산소는 생물이 살아가는 데 가장 필수적인 요소이지만, 다양한 형태로 종종 자유기를 동반하기 때문에 가장 해로운 요소가 되기도 한다. 이러한 활성산소의 공격은 세포 내의 단백질, 지방, DNA에 손상을 주게 된다. 이러한 손상은 세포 전체를 손상시키면서 세포 내에 축적되어 나이가 들어감에 따라 세포의 기능을 점점 잃게 만든다. 이러한 변화는 암, 뇌, 심

장 혈관 질환, 피부, 소화계, 염증 질환, 류마티스, 면역 질환 등 질병을
유발하고 노화를 촉진하는 셈이다.

■ **불완전 환원의 원인**

- 각종 물리적, 화학적, 환경적
요인에 의해 나타남.
- Stress, 인스턴트 음식, 자외선,
과격한 운동, 음주, 흡연, 방사
선, 공해 물질, 화학 약품, 식품
첨가제 등으로 인한 체내 효소
시스템, 환원 대사의 장애 등.

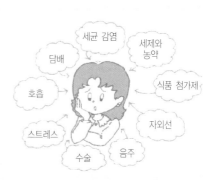

체내 방어 기구, 효소(ROS를 중화)

우리 체내에는 자유라디칼과 과산화물을 제거하는 효소들이 있다.
과산화 디스무타아제(Superoxide Dismutase, SOD), 카탈라아제(Catalase), 과산
화 효소(Peroxidase)가 존재하여 이들에 의한 손상을 막아준다. 또한 비타
민 E와 C, 글루타티온(glutathione),[2] 유비퀴논(ubiquinone)[3]과 같은 항산화
물질은 활성산소에 의한 세포 손상을 방어한다. 그러나 생체 방어효소

----

2) 생체의 산화환원반응에 관여하는 전자전달물질로 조효소 Q라고도 한다. 세포 소기관인 미토콘드
리아에 많이 함유되어 있다.
3) 자연계에 널리 분포하여 동물, 효소 등 거의 모든 생체에서 산화환원반응에 중요한 역할을
담당한다.

의 이상 활성 산소량이 초과하면 산화 스트레스(oxidative stress)가 발생한다.

40대 이후가 되면 급격히 체내 방어 기구의 활성도가 감소하게 된다. 방어 체계가 소멸되기 시작되는 40대 이후에는 각별히 건강관리에 신경을 써야 하고, 질병의 위험에 노출되지 않도록 노력해야 한다.

대표적인 항산화 식품 영양소로는 카테킨(녹차추출물), 라이코펜(토마토 껍질 추출물), 설포라판(브로콜리 추출물), 루테인(마리골드 추출물), 체리, 안토시아닌(포도씨 추출물), 베타카로틴(녹황색 야채), 이소플라본(콩), 베리 추출물, 바이오 flavonoid(자몽, 오렌지, 레몬) 등이 있다.

다음은 각종 과일의 1회 분량에 들어 있는 항산화 물질(좌)과, 각종 야채의 100g당 항산화 효과(ORAC)(우)를 비교한 그림이다.

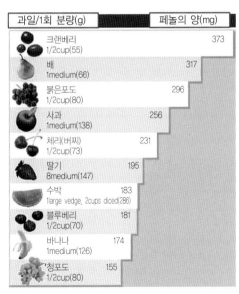

[그림 2] 과일에 함유된 항산화 물질

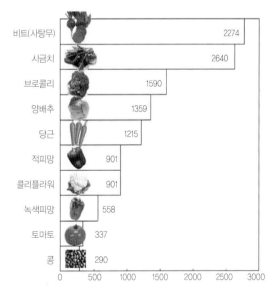

[그림 3] 야채 100g당 항산화 효과

건강은
세포에서 시작된다

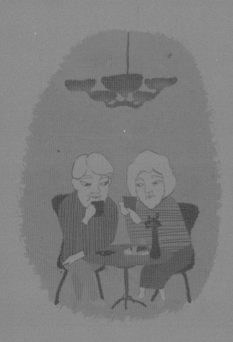

우리의 신체에는 특정한 양의 생명력이 있다.

만일 우리가 생명의 법칙을 무시하는 방향으로 무절제하게 먹고, 마시고, 움직임 없는 생활을 하면, 생명력은 빨리 소모된다. 이는 건강을 보존하는 생명의 법칙을 무시함으로써 그에 대한 대가를 치르는 것이며, 스스로 질병이 들어오는 길을 열어놓는 것이다.

어떤 이는 부모의 부절제와 부도덕의 결과로 고통을 물려받기도 한다. 부모가 범하였던 잘못된 습관을 피하고, 올바른 생활을 통하여 자신을 보다 건강한 환경 아래 놓아야 한다.

주어진 생명력을 온전히 발휘하며 살아가려면 우리는 생명의 법칙을 잘 따라야만 한다. 과학 문명이 발달한 현대 사회에서는 사망의 법칙을 따르면서도 죽음을 피하려는 사람들이 있다. 그렇다면 생명의 법칙이 무엇이고, 이를 무시하고 죽음의 길로 달려가고 있는 사람들은 누구인가?

1. 세포의 건강

병이 생겼다는 말을 정확하게 표현하면 세포에 병이 발생하여 지속되어온 결과라 할 수 있다. 간이 나빠졌다는 말은 간세포가 변질되었다는 뜻이고, 폐암은 폐 세포가 암세포로 변했다는 말이다.

모든 병은 세포의 병이다. 사람의 세포 안에는 46개의 염색체가 있고, 지금까지 보고된 바에 의하면 10만 종류의 유전자가 있다고 한다.

이 유전자가 세포의 활동을 결정한다. 따라서 유전자가 죽으면 세포도 죽고, 세포가 죽으면 조직과 기관이 죽어서 결국 질병과 사망으로 이어지게 된다. 그러므로 병에 걸리지 않으려면 유전자가 정상으로 살아갈 수 있는 환경을 만들어주어야 한다.

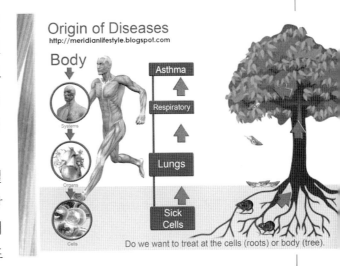

병이 낫는 것도 어려운 일이지만, 병에 걸리는 것도 쉬운 일은 아니다. 당뇨병이나 암도 세포가 매우 오랫동안 사망적 환경에서 힘겹게 살아온 결과 나타난 질병이다. 세포 하나하나가 변질되려면 10~20년 정도의 시간이 소요된다. 오늘 발견된 암세포는 약 7~10년 전부터 세포에 문제가 발생했음을 의미한다.

세포의 변형으로 질병과 죽음을 초래하는 환경을 제거하고 생명적 환경에서 생활하는 것은 매우 중요하다. 생명적 환경에서는 유전자가 회복되고 세포가 건강해지므로 장수를 이룰 수 있게 된다.

사망적 환경	생명적 환경
• 미움, 원망, 슬픔 등의 정신적 스트레스 • 술, 담배, 고기, 커피, 공해, 인스턴트 음식, 고칼로리 음식 섭취와 운동 부족 등의 육체적 스트레스 • 부정적이고 불규칙적인 생활 습관	• 기쁨, 평화, 감사, 웃음의 정신적 안정 • 신선한 야채, 과일, 곡류, 견과류 등을 섭취하는 조화로운 식사와 깨끗한 공기를 마실 수 있는 환경 • 운동하는 습관 • 긍정적이고 규칙적인 생활 습관

모든 생명체는 늙게 마련이고 늙으면 죽는다.

다세포 생물에서 노화란 시간이 지남에 따라 개체 내의 여러 가지 변화들이 점차 축적되어 생리적 기능이 감퇴하고, 외부의 자극에 적응하지 못해 쉽게 질병에 걸리게 되면서 결국 죽음에 이르는 과정이다. 노화 현상은 개체 수준에서뿐만 아니라 기관, 조직, 세포 수준에서도 일어나며, 전체적으로는 개체의 퇴화현상에 영향을 미치는 실질기능의 감소로 이어진다. 세포나 조직, 기관의 수명을 크게 늘릴 기술을 찾아낸다면 이는 개체에 획기적인 영향력을 미칠 것이다.

즉, 노화는 세포의 증식력이 상실되고 일부 세포는 죽어 없어져 조직과 장기가 퇴화하면서 기능도 떨어지는 과정이다. 결국 개체의 노화는 그 개체를 구성하는 세포들의 노화에 기인한다.

세포의 노화 현상(senile change)

세포의 일반적인 노화 현상은 노화색소의 침착, 소지방구의 축적, 세포의 실질감소, 핵의 위축 등으로 나타난다. 신경세포에서는 니슬 소체[4]의 감소, 골지체[5]의 파괴가 일어난다. 이와 같은 현상은 세포의 종류에 따라 다르게 나타난다.

'건강하다'는 말은 우리의 세포가 건강하다는 뜻이고 '병에 걸렸다'는 말은 우리의 세포가 병에 걸려서 생명력을 잃어버렸다는 뜻이다. 그러므로 세포가 원하고, 바라는 생명의 환경을 올바로 이해한다면 생명의 이치에 대한 정확한 이해가 가능하다.

---

4) 내형질세망과 리보솜으로 구성된 신경세포 내의 커다란 과립.
5) 지질 및 단백질 등을 받아들이고, 또한 적절한 위치로 내보내는 운반 역할을 수행하는 세포 소기관.

- 인간의 세포는 신선한 야채와 과일을 좋아한다.
- 세포는 우리가 운동할 때 활력을 얻는다.
- 세포는 맑은 물을 좋아하며, 일정량의 따뜻한 햇빛을 원한다.
- 맑고 깨끗한 공기가 세포에 공급되어야 한다.
- 적당한 휴식과 마음의 평화가 필요하다.

이러한 요소들이 죽어가는 세포를 살릴 수 있는 생명의 요소들임을 많은 과학자 및 전문가들이 증명했다. 그럼에도 불구하고, 우리는 세포 건강을 무시하고 세포 하나 죽는 것쯤을 우습게 여기고 있다.

 세포(Cell)란, 생물체의 생명 기능(vital function)을 수행할 수 있는 최소 구조이다. 모든 식물, 동물의 구조적 기본 단위이며, 기존에 존재하는 세포의 분열에 의해 생산된다.

사실 세포는 눈으로는 볼 수 없을 정도로 작다. 세포는 보통 피 한 방울에 100만 개 이상이 들어가 있을 정도로 작다. 100만 개라는 수치를 예를 들어 구체적인 느낌을 잡아 보도록 하자.

한 손에 쌀알을 가득 집어 들면 약 2,000개 정도가 된다. 양손에는 쌀알이 약 4,000개 정도 들어간다. 100만 개의 쌀알을 들기 위해서는 250명의 사람이 필요하다. 250명이 쌀 한줌씩을 들고 와서 솥을 채울 경우 15개의 거대한 가마솥이 필요하다. 즉 피 한 방울에는 15개의 가마솥에 들어가는 쌀알에 해당하는 수많은 세포가 들어 있는 셈이다.

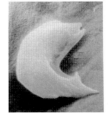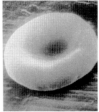

세포 하나의 존재가 우습게 여겨지는 것은 그 크기가 너무 작아서일 것이다. 하지만 이 세포들의 결합으로 인체는 생명 현상을 발휘한다.

세포들의 조화로운 협력은 화학적, 전기적 신호 전달을 통해 일어난다. 그런데 그 작은 세포들 하나하나 DNA 설계도를 가지고, 복제 분열할 때 한 치의 오차도 없이 설계도에 적힌 그대로 만들어지는 각각의 세포에는 정확한 지침이 있다는 것이다.

세포는 이러한 지침을 준수하며 각자에게 주어진 유일한 과제(자신의 전문영역)만을 수행할 수 있다. 그 과제를 잘 수행할 때 세포는 건강하게 잘 살아가는 것이다. 즉 신경세포는 지방을 생산하는 일을 하지 않고, 뼈세포는 눈물을 바깥으로 방출할 수 없으며, 지방세포는 생각하는 과정에 참여할 수 없다.

이렇듯 각 세포 하나하나는 살아가는 목적이 분명하다. 세포는 자신의 목적대로 살아갈 때 세포 자신뿐만 아니라 세포→조직→계통→인체 전체가 온전히 조화롭게 살아갈 수 있다. 세포가 분열을 멈추고 더 이상 움직이지 않으면 그 수명을 다한 것이다.

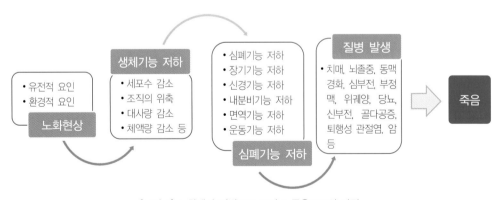

[그림 4] 노화에서 질병으로 그리고 죽음으로의 과정

세포의 수명은 조직, 계통, 몸의 수명을 의미한다. 몸을 움직이지 않고, 살아가는 목적을 상실한 것은 죽음을 의미한다. 인간의 몸은 끊임없이 움직여야 한다. 이것이 살아간다는 증거이다. 하지만 오늘날 남아도는 영양분은 이 세포에 축적되어 움직이지 않아 정상적인 몸에서 크게 벗어나고 있다.

이는 정상에서 벗어난 세포들이 증가하고 있다는 것을 의미한다. 정상에서 벗어난 세포들의 반란이 바로 암을 비롯한 질병을 초래하는 원인이다. 이러한 세포들의 부정적 변화는 세포의 수와 기능을 저하시켜 결국 질병과 노화 과정을 통해 죽음에 이르게 만든다.

2. 세포의 죽음

왜 세포들은 죽는가? 이 질문은 왠지 왜 사람이 죽는가와 거의 동일한 의미를 갖는다. 그런데 세포의 죽음이 무조건 슬프고 나쁜 것이 아니라 필요한 과정임에 주목하자.

1 유전자는 이미 프로그래밍 되어 있다

세포가 정상적으로 수명을 다하고 스스로 죽는 것은 의미 있는 일이다. 사람의 손이 자라날 때 손가락 형태를 만들기 위해서는 세포의 자살 행위는 필수적이다. 이는 조각가가 돌을 가지고 손가락을 다듬어내는 것과 동일한 과정이다. 조각가는 돌에서 불필요한 부분을 떼어내야 원하는 형태를 얻을 수 있듯이, 아직 물갈퀴를 가지고 있는 태아의 경우도 조각처럼 필수적인 과정을 거쳐야 한다. 손가락과 발가락들이 자라나는 동안 그 사이에 있는 피부는 없어진다. 이것은 유전자에 미리 프로그래밍 되어 있는 의미 있는 과정이다.

2 심하게 사용된 세포는 대체되어야 한다

예를 들어, 심하게 마모된 피부 세포도 이에 해당한다. 그런데 혈액의 해독작용을 담당하는 간세포도 마모될 수 있다. 이러한 세포들은 조만간 신선한 세포로 대체돼야 한다. 기진맥진해 있고, 정상적인 기능을 더는 발휘하지 못하는 세포들은 신선한 세포로 교체돼야 한다.

이러한 과정을 통해 우리 몸은 약 7년 정도 지나면 말 그대로 새로운 인간이 된다. 그런데도 우리가 7년마다 신생아처럼 부드러운 피부로 되지 못하는 이유는 모든 세포가 동시에 그리고 차례대로 새로워지는 것이 아니기 때문이다. 또 다른 프로그램이 갱신 프로그램과 겹치면서 가동되기 때문이다. 이러한 과정이 바로 노화이다. 죽음에 가까울수록 새로운 세포의 비율이 낮아지고 세포의 기능 및 질적 저하가 나타난다.

3 환경에 적응하는 종의 번식

변화하는 환경에 적응하는 일은 종이 살아남아 유사한 후손 번식을 가능케 하기 위함이다. 종을 보존하려는 추진력, 즉 다소 변이된 후손을 번식하고 육성하는 일은 개체가 살아가는데 매우 가치 있는 것이다. 따라서 지구에 살고 있는 모든 다세포 생물체는 자신의 내부에, 언젠가는 죽고, 죽기 전 자신과 완전히 동일하지는 않더라도 매우 유사한 후손을 번식하는 생명의 상위 프로그램을 지니고 있다. 이 프로그램은 유전 물질에 확고하게 뿌리를 내리고 있으므로 이를 거꾸로 돌이킨다는 것은 불가능하다.

[표 1] 일부 세포 타입의 수명 비교

세포 종류	평균수명
위 세포	1.8일
기도 세포	47.5일
폐 세포	81.1일
적혈구	120일
귀의 피부	34.5일
입술 부분	14.7일

■ 산술적으로 1년 동안 교체되는 횟수

소방 벽 : 228회

유문 : 192회

입술 피부 : 25회

간 : 18회

기관지 : 8회

방광 : 6회

3. 세포수명을 건강하게 누리는 방법

앞서 언급했듯이 세포의 건강은 곧 인체의 건강을 의미한다. 이는 인간의 수명과 직접적으로 관련이 된다. 약 60조 개의 세포들이 자신에게 정해진 역할과 수명을 온전히 감당하기 위해서는 생명 활동에 지장이 없도록 세포가 원하는 환경이 구비되어야 한다. 인체에 지배적인 환경 조건이 바로 영양(음식) 환경과 운동 환경이다.

1 영양적 환경(음식)

세포는 기본적으로 싱겁고 자극적이지 않은 음식을 원한다.

그러나 잘못된 습관에 길들여진 우리 입맛은 얼큰한 찌개를 먹고 싶다는 신호를 계속적으로 보낸다. 짜고 맵고 자극적인 음식을 즐겨 먹는 사람들은 성격이 급하고, 참을성이 없으며 화를 잘 내는 사람으로 만든다. 때문에 잘못된 음식물 환경은 잘못된 정신 환경을 형성시킨다. 세포가 원하는 음식물 환경을 일반적으로 건강식이라고 부른다. 건강식의 시작은 잘못된 입맛을 버리는 것이다. 잘못된 입맛을 버리지 못하고, 자극적인 음식 섭취를 계속해나가는 사람은 결국 세포가 싫어하는 음식을 먹게 된다. 세포가 싫어하는 음식은 반드시 세포를 상하게 만든다.

또한 아무리 좋은 것을 먹어도 그것이 지나쳐서 과식을 하게 되면, 체내에서 활성산소가 발생한다. 체내에서 발생한 활성산소는 세포에 들러붙어서 세포를 산화시키는데 이것은 정상 세포를 변질시켜서 암세포를 만들어 내는 직접적인 원인이 될 수 있다. 무엇이든지 지나친 것은 세포에 해를 가져다준다. 지나친 운동이나 자외선 과다 노출도 활성산소를 발생시켜 세포를 산화시키고 노화를 촉진시킨다. 화를 내거나 스트레스를 받거나 걱정과 염려가 많아도 활성산소가 만들어져서 세포를 괴롭힌다. 우리 몸을 병들게 하는 대표적인 원인 물질 중의 하나가 바로 활성산소이다. 그러므로 활성산소가 발생하지 않도록 노력하고 활성산소를 중화시키는 생활 습관을 익혀야 한다. 과식, 기름에 튀긴 음식, 라면, 피자, 스낵 등은 모두 활성산소 덩어리이다.

그렇다면 어떻게 활성산소를 줄일 수 있는가?

그 방법 하나는 우선 산화방지제가 많이 포함된 식품을 섭취하는 것이다. 가장 효과적인 산화방지제로는 비타민 C와 베타카로틴, 비타민 E 등이 있다. 이것은 과일과 채소, 현미와 통밀 등에 풍부하게 함유되어 있다. 바로 이러한 이유에서 채식 생활이 세포에 건강한 환경을 제공해준다고 말할 수 있다.

채식이 가져다주는 또 하나의 커다란 유익함은 풍부한 섬유질을 섭취할 수 있다는 것이다. 섬유질은 동물성 식품에는 전혀 없는 성분이다. 섬유질은 마치 수세미처럼 장벽을 닦아주는 역할을 한다. 섬유질이 없는 동물성 식품을 많이 섭취하면 장벽을 닦아줄 물질이 없으므로 장벽에서 대장균이 많이 자란다. 위장에서 소화된 동물성 식품의 찌꺼기는 장의 사이사이에 끼어서 숙변으로 남게 되는데, 대장균은 바로 이것을 먹고 기생하게 된다. 신선한 과일과 채소를 풍부하게 섭취하게 되면, 섬유질이 대장에 들어가 장벽을 닦아주게 되고, 그 결과 대장균은 자신이 먹고 살아가는 터전을 잃게 된다. 대장균은 갑자기 들이닥친 섬유질을 제거하려고 애쓰게 된다. 이 과정에서 부산물로 생기는 것이 탄산가스이고 바로 이것이 방귀가 되어서 배출되는 것이다. 원래 탄산가스는 무색, 무취이지만, 장벽에 찌꺼기가 많이 있으면 심한 냄새를 풍기게 된다.

따라서 섬유질이 풍부한 채식 중심의 식습관은 장벽을 잘 닦아주어 방귀 냄새도 없어지고 변비도 말끔하게 해결해준다. 뿐만 아니라 대장암, 전립선암, 유방암, 난소암 등 고지방 식사와 관련 있는 암도 예방할 수 있다. 이상적인 건강식을 정의한다면 산화방지제와 섬유질이 풍부하고 균형 있는 식사라고 정의할 수 있다.

2 세포가 원하는 운동 환경

운동은 세포의 건강을 유지하는 데 필수적인 요소이다.

현대인들은 운동 부족으로 인하여 질병에 걸린다. 운동을 하면 가장 먼저 일어나는 현상이 에너지 발생이다. 숨이 가빠질 정도로 운동을 하면 몸속에 남아 있는 과잉 영양분 중에서도 지방이 연소되기 때문에 지방 축적으로 인한 여러 가지 문제들을 해결할 수 있다. 이외에도 운동은 혈관 벽에 쌓인 콜레스테롤을 긁어내거나 혈관을 유연하게 만들고, 뼈를 튼튼하게 하는 등 생활 습관병을 예방하고 치료하는 데 꼭 필요한 방법이다.

운동은 규칙적으로 자신의 수준에 맞는 강도로 하는 것이 중요하다. 규칙적인 운동은 생체 리듬을 살아나게 만든다. 며칠 운동한 다음에 며칠 쉬고, 얼마 있다가 다시 운동하게 되면 세포가 혼란을 느껴 리듬이 깨지게 된다.

운동을 하면서 가장 주의해야 할 것이 과로이다. 앞에서 언급했던 것처럼 과로는 활성 산소를 만들어낸다. 지나치게 많은 운동이나 격렬한 운동은 오히려 스트레스라는 사실을 잊지 말아야 한다.

한편, 지나친 운동만큼 좋지 않은 것이 바로 억지로 하는 운동이다. 귀찮아하면서 하는 운동, 짜증을 내면서 하는 운동, 어쩔 수 없어서 하는 운동 등은 체내에서 스트레스 호르몬을 분비시켜 혈관을 좁히고 경직시켜서 혈압을 오르게 만들고 심장에 부담을 주는 부작용을 일으킨다.

억지로 하는 운동이 몸에 어떤 영향을 미치는가에 대한 연구 결과가 최근에 발표되었다. 미국의 몇 개 대학이 공동으로 운동을 하면 성인병이나 암 발병률을 얼마나 줄일 수 있는가를 연구하기 위해 실험을 했다. 운동을 시킨 쥐와 운동을 시키지 않은 쥐 두 그룹으로 나누어 암 발생 여부를 밝히기 위한 실험을 했다. 그러나 이상하게도 똑같은 실험을 했음에도 불구하고, 대학마다 연구 결과가 다르게 나왔다. 어떤 대학에서는 운동을 시킨 쥐가 오히려 암에 더 잘 걸렸는가 하면 또 어떤 대학에서는 운동을 안 시킨 쥐가 암에 더 잘 걸렸던 것이다. 서로 연구 결과가 상반되게 나오자 여러 차례 재실험을 하던 연구팀은 쥐를 세 그룹으로 나눠 다음과 같은 실험을 하였다.

첫 번째 그룹은 운동을 전혀 하지 않게 하였고, 두 번째 그룹은 쳇 바퀴를 넣어주어 운동을 하고 싶을 때 자유롭게 할 수 있는 환경을 만들어 주었다. 세 번째 그룹의 쥐들에게는 쥐를 헬스기구 위에 앉혀둔 다음 스위치를 누르면 헬스기구가 돌아가 뛰게 만들었다. 세 그룹의 쥐에게는 동일한 먹이를 공급하였다. 얼마의 기간이 지난 후 세 그룹의 쥐들에게 모두 발암 물질을 주사하였다.

그 결과, 두 번째 그룹 즉 자유롭게 운동을 한 쥐들의 암 발병률이 가장 낮았다. 운동을 전혀 하지 않은 첫 번째 그룹의 쥐들의 암 발병률이 가장 높았다. 이 실험으로 밝혀진 결론은 운동을 하지 않는 것보다는 하는 것이 성인병과 암 발병률을 낮출 수 있으며, 운동을 하되 억지로 하는 것보다는 자발적이고 자유롭게 하는 것이 더욱 효과적이라는 점이었다.

암 발병률을 실험한 결과

운동을 하지 않는 삶 > 운동을 억지로라도 하는 삶 > 자발적으로 자유롭게 하는 것

가장 생명 기능에 합당한 운동 방식은 자연을 즐기면서 자유롭게 하는 운동이다.

'살을 빼야 한다', '젊어져야 한다'는 강박관념에서 하는 운동은 노동이나 육체에 대한 고문과 크게 다를 바가 없다. 이는 세포에게 생명의 기쁨을 주지 못한다.

숲길을 산책하고 길에 핀 꽃을 즐기며, 맑은 공기를 마시고 노래하면서 운동할 수 있는 환경을 세포에게 제공할 수 있다면 그것은 최상의 운동법일 것이다. 그러나 이러한 환경이 불가능하면 집 안에서나 헬스클럽, 동네 운동장에서 규칙적으로 운동해야 한다. 먹고사는

일에 너무 바빠서 운동할 수 없다고 말하기 전에, 내 생명을 지키기 위해 하루에 20~30분을 투자할 여력이 없다는 것은 매우 불행하고 위험한 삶임을 깨닫길 바란다. 적절한 운동은 생명을 생명답게 만드는 가장 기본적인 요소이고, 평생 건강을 지키는 데 없어서는 안 될 소중한 생활 습관이다.

죽은 사람과 살아 있는 사람과의 큰 차이점은 움직임이다. 시체는 결코 움직일 수 없다. 살아 있다는 사실은 곧 움직인다는 것이다. 하지만 움직임을 거부한다면 그것은 분열과 움직임이 멈춘 세포가 죽는 것과 다를 바 없다.

우리 인간은 움직이는 존재이다. 갓 태어난 아이에게 누가 가르쳐 주지 않아도 본능적으로 손과 발을 움직인다. 끝없이 뒤집기를 시도하며 목을 움직인다. 아이처럼, 우리도 살아 있는 동안 끊임없이 움직여야 한다. 운동은 어쩌다 한번 해보는 것이 아니라, 밥을 먹고 잠을 자듯이 규칙적으로 생활화하는 것이다. 하지만 밥은 먹고, 움직이지 않는 것에 대해 그 어떤 핑계도 있을 수 있다.

바빠서 시간이 없어요, 운동이 싫어요, 헬스클럽 갈 돈이 없어요, 오늘은 동창 모임이 있어요, 생일이라서…, 내일부터 하죠 등…. 가져다 붙이면 말이 다 되는 듯하지만, 운동을 통해 얻게 되는 신체적, 심리적 등의 놀라운 변화에 비하면 이러한 핑계는 부질없다. 움직임의 생활화는 장수 노인의 공통적인 특징 중 하나이다.

이러한 움직임, 운동에 대한 상세한 내용은 Section 6에서 자세히 소개할 것이다.

노화와
신체 변화

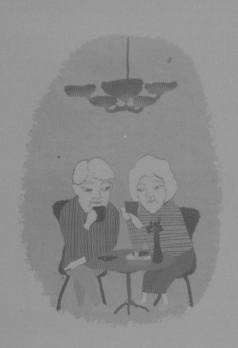

　나이가 들면서 신체는 노화라는 세포 변화 과정을 통해 신체적으로 쇠퇴하게 된다.

　신체 기관의 기능 감소를 기준으로 삼으면 일반적으로 30세를 전후로 노화가 시작된다고 말할 수 있다. 노화 현상은 30대 이후부터 지속되어 흰머리, 주름, 근육 탄력 감소 등의 임상적 증후가 중년기부터 표출된다. 하지만 그 속도와 내용이 누구에게나 동일하지 않다는 점을 기억해둘 필요가 있다.

　인체 기관 중에 가장 빨리 늙는 기관은 폐와 신장이다. 폐의 노화를 가속화시키는 것은 바로 흡연이다. 폐의 노화를 지연시키기 위해서는 금연과 함께 깨끗한 공기를 마시고 유산소 운동을 꾸준히 하는 것이 바람직하다.

　또한 신장은 우리 몸의 노폐물을 처리하는 곳이다. 나이가 들면 신장의 사구체 여과율 및 세뇨관 기능이 현저하게 저하된다. 신장의 여과율 감소는 신장 세포의 감소 및 신장 혈관의 경화에 기인한다. 40세가 지나면 여과율이 대략 1년에 1%씩 감소한다. 신장의 부담을 줄이기

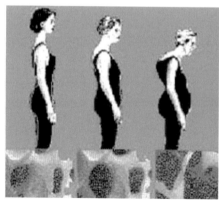
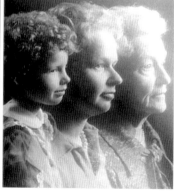

위해서는 인체가 싫어하는 음식들을 먹지 않도록 해야 한다. 탄 음식, 자극적인 음식들, 인스턴트식품에 들어간 화학조미료, 색소 및 화학 첨가물들을 걸러 내기 위해 신장의 고생은 이만저만이 아니다.

　노화에 의한 신체 기능의 저하는 주위의 변화에 대처하는 능력이 줄어든다는 것을 의미한다고 해도 지나친 표현이 아니다. 신체 기능이 저하하면 각종 질병에 걸릴 가능성이 높아지면서 사망의 위험성이 커지는 것이다. 그리고 신체 기능이 활발해야 할 때 동원되는 예비 능력이 감소하여 스트레스 상황에 대한 대처 능력도 크게 떨어진다.

　노화로 인해 구체적으로 어떠한 변화들이 일어나는지 알아보도록 하자.

[표 2] 노화에 따른 신체 기능의 감소

| | 신체 기능(%) 30세를 100으로 기준 | |
	60세	80세
최대 호흡능력	80	42
신장 혈장 흐름 속도	89	51
생명력	80	58
사구체 여과 속도	96	61
심장지수	82	70
세포수분량	94	81
기초대사량	96	84
신경 전달 속도	96	88

1. 세포의 노화

노화 세포의 일반적인 형태적 변화는 지방 갈색소가 침착하고, 불규칙하고 이상 분열이 보이는 핵과 공포6)화된 미토콘드리아의 기능 감소가 나타난다. 또한 핵의 위축, 내형질 세망의 감소, 골지복합체의 변형, 용해소체의 기능 감소 등의 현상도 나타난다. 지방 갈색소(Lipofuscin)는 일명 '노화 색소'라고도 불린다. 지방 갈색소는 세포변화 중 가장 흔히 관찰되며 심근세포, 골격근세포 및 신경세포 등에 많이 침착된다. 지방 갈색소는 미세구조상 매우 작은 알갱이들이 모여 있거나 여러 크기의 소포를 함유한 소기관으로 존재한다.

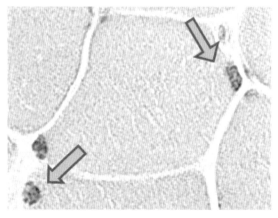

Lipofuscin : 대부분 산화지방으로 구성된 성인 세포에서 풍부하게 발견되는 지방색소의 한 가지 종류로서 나이가 들어감에 따라 라이소솜에 축적된다.

6) 세포의 생산물, 부산물, 배설물 등을 저장하고 운송하며 소화한다.

지방 갈색소는 산화성 중합으로 된 불포화 지질의 거대분자들이 용해 소체(lysosome)의 성분들과 응집되어 불용성 소체를 형성한 것이다. 지방 갈색소는 수은, 알루미늄, 철, 구리, 아연 같은 금속 성분을 포함하고 있다. 이 같은 금속 성분은 대부분 신체에 유해한 산화 과정을 가속화시킨다. 지방 갈색소는 산화 작용을 촉진함으로써 세포가 효과적으로 기능하지 못하게 만든다. 세포에는 이들 지방 갈색소를 제거하는 기전이 없기 때문에 노화에 따라 증가한다.

2. 제지방과 체수분의 감소와 체지방의 증가

인간의 발육발달을 단계별로 볼 때 장년기는 일반적으로 청년기 이후 50대까지로 알려져 있으나, 근년에 와서 인간의 수명 연장과 의술의 발달과 함께 삶의 질이 크게 향상되면서 60대 초반까지로 확대시키고 있다. 청년기 이후 장년기에 이르면 신체 기능은 서서히 저하하기 시작한다. 피부는 그 탄력성을 잃고 얼굴에 주름이 늘고 신체의 여러 부분에서도 같은 변화가 일어난다. 특히 신체 기능 중 운동기능도 연령 증가의 영향을 받아 급격한 저하를 나타내는 요소 중의 하나이다. 체력의 관점에서 볼 때 성장기는 체력이 향상되고 충실해지는 시기라면, 장년기는 체력이 서서히 저하하는 시기라고 말할 수 있다.

인체를 구성하는 총 단백질은 노화에 따라 생리학적으로 감소하지만, 지질은 증가하는 것으로 알려져 있다. 노인에 있어서 체지방이 축적되는 가장 큰 원인은 연령의 증가에 따른 습관적인 신체활동의 감소이다. 젊은 사람의 경우는 여성이 남성에 비해 체지방이 많지만, 노인의 경우는 여성과 남성의 체지방량의 차이가 적어진다. 이는 연령이 증가함에 따라 여성보다 남성에게 더 많은 지방이 축적되기 때문이다. 남성의 경우는 55세가 되기 전에는 점진적으로 증가하는 반면, 여성의 경우 주로 55세 이후에 지방의 축적이 일어난다. 지방 축적 부위를 보면 여성은 둔부와 대퇴부에 지방이 축적되고, 남성은 복부에 지방 축적이 더 잘되는 것으로 알려져 있다. 일반적으로 남성은 체구의 약 25% 이상, 여성은 30% 이상일 경우 과체중으로 볼 수 있다. 정상 이상으로 축적된 체지방은 일반적으로 칼로리 섭취량과 에너지 소비량의 불균형에 따른 것인데 에너지 소비량은 보통 나이가 듦에 따라 줄어들게 된다. 에너지 소비량을 감소시키는 것도 신진대사상의 몇 가지 변화이다. 기초대사율은 나이가 들수록 비지방 체질량의 감소와 함께 점차 감소하며 상대적으로 체지방 비율은 증가한다. 이 수치는 노화가 진행됨에 따라 계속 증가할 수 있다.

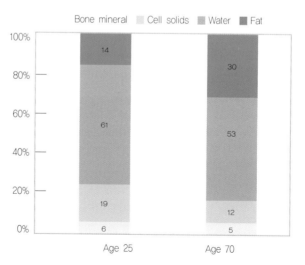

[그림 5] 노화와 신체 구성성분의 변화(Arking, 1991)

노인의 체구성 성분 비율의 변화는 골격근을 비롯한 여러 조직의 세포 수 감소에 따른 것이다.

한편, 노인에게는 콜라겐, 엘라스틴 등의 결체조직 단백질의 양이 변화하는 것으로 알려져 있다. 결체조직 중 생체 내에 가장 많이 존재하는 콜라겐은 청년기에는 총 단백질의 약 25%를 차지하나 노인기에는 30~40%에 달하게 된다. 이와 같은 콜라겐의 증가는 세포 내외의 물질 수송 저하를 초래하여 영양소의 정상적인 대사를 방해하는 요인으로 작용한다.

또한, 연령이 증가하면서 엘라스틴은 감소하고, 칼슘 침착의 증가 및 점액 다당류의 감소가 더해져 탄력성, 굴곡성을 저하시킨다. 이는 노인 특유의 피부 변화를 유발시키며, 혈관벽의 형태 및 유지에 악영향을 준다.

그밖에, 노인의 신체 구성상 성분의 변화로는 체수분의 감소를 꼽을 수 있다. 수분의 변화는 세포 외액량의 변화가 아니라, 세포 크기의 감소에 의한 세포 내액량의 감소에 따른 것이다. 칼륨은 정상 성인의 경우 98%가 세포 내액에, 2%가 세포 외액에 존재한다. 세포 내액의 칼륨은 특히 골격근에 많이 포함되어 있다. 때문에 노인 신체의 총 칼륨량 감소는 골격근의 감소와 관련이 깊다.

3. 심혈관계의 변화

나이가 들어가면서 심장은 이완기의 유순도가 감소하고 맥압이 증가한다. 심장은 노화에 따른 중량 변화가 거의 관찰되지 않는다. 일반적으로 다른 장기들은 노년기에 위축되지만 심장은 크기와 무게의 감소가 보이지 않는다. 이는 연령이 높아지면서 혈압이 상승하고 심장에 부담을 주기 때문이다.

심장은 40대에서 50대가 되면서 다소 노인성 변화를 보이기 시작하는데, 60세가 지나면 현저하게 심장 박동이나 박출이 감퇴된다. 심박출량은 1분마다 심장에서 뿜어내는 혈액의 양을 통하여 측정된다. 나이가 들면 심근의 힘과 효율성이 저하된다. 그 결과 심근의 1회 박출량이 감소하고, 이로 인해 심박출량도 감소한다. 노인이 스트레스를 받을 때 심박출량이 감소하는 현상은 중요한 의미를 가진다. 나이가 듦에 따라 스트레스에 대처하는 능력이 젊었을 때만큼 빠르고 효율적으로 산소 요구를 충족시키지 못하게 됨을 뜻한다. 80세 이상 고령자의 경우, 분당 심장 박출량 및 심장 박동수는 20대 젊은이의 60~70%까지 감소되므로 혈액 순환 시간은 1.5배 연장된다.

혈중 콜레스테롤의 양은 남성의 경우 30대부터 급증하며 여성의 경우 50대부터 증가한다. 콜레스테롤의 동맥벽 침착에 따른 관상동맥 장애는 남성은 젊은 나이부터, 여성은 고령에 많이 발생하게 된다. 여성의 경우, 노화와 함께 여성 호르몬인 에스트로겐 분비가 감소하면서 콜레스테롤을 비롯한 혈중 지방이 증가하기 때문이다. 혈관벽 내에서는 콜레스테롤 및 칼슘 침착 등으로 인하여 혈관의 탄력이 떨어져 혈관 수축성의 저하가 생겨나고, 혈관 내 용적의 감소에 의해 혈액순환 저항은 상승한다. 말초 혈류 저항의 이와 같은 증대는 노화와 함께 기능이 저하되어 심장에 더 많은 부담을 주게 된다. 말초저항이 증가하면 협소한 동맥에서 멀리 위치한 조직의 순환 능력을 감소시키고 혈압을 높이는 결과를 낳는다.

심장 기능의 저하는 에너지, 지방, 식염의 과잉섭취 등 부적절한 식생활로 말미암아 촉진되어 심장 질환의 발생률을 높이는 원인이 된다. 또한 노인성 혈압은 최대 혈압과 최소 혈압을 상승시켜 혈압의 변화도 심해진다. 한편, 각 장기에 동맥경화가 생겨나게 되는데, 이는 뇌졸중, 요독증, 심부전, 폐기종을 발병시키는 원인으로 작용한다.

노화와 건강에 중요 요인인 혈액성분에 영향을 미치는 인자로는 성별, 연령, 영양상태, 생활환경 및 습관 등이 거론된다. 총 콜레스테롤 농도는 60세가 넘으면서 1년에 약 3mg / dℓ씩 증가하며, LDL(Low Density Lipoprotein, LDL)-콜레스테롤의 증가와 HDL(High Density Lipoprotein, HDL)-콜레스테롤의 감소가 나타난다(ACSM, 1998). 콜레스테롤(Cholesterol)은 우리 몸에 매우 중요한 물질이지만 과잉 섭취로 인해 혈관에 축적이 되면 신진대사를 방해하고, 세포의 활력을 약화시켜 노화를 촉진한다. 남아도는 콜레스테롤(LDL-C)이 동맥혈관 내벽에 축적되면서 혈관의 노화를 가속화시키고 동맥경화증을 일으키는 것이다. 콜레스테롤은 음식으로 섭취되는 것 외에 체내에서도 합성이 된다. 따라서 콜레스테롤이 많이 함유된 음식을 따로 챙겨먹지 않아도 우리 몸에 필요한 만큼 간에서 생성된다.

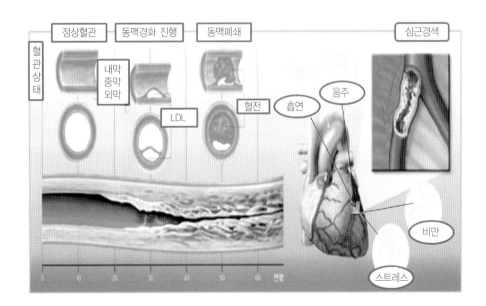

HDL-콜레스테롤은 동맥혈관 세포의 콜레스테롤을 간으로 전달하며, VLDL-콜레스테롤이나 LDL-콜레스테롤을 간으로 전달하는 역 콜레스테롤 수송 작용을 한다. 또한 HDL-콜레스테롤은 혈관 세포의 LDL-콜레스테롤의 섭취를 방해하고 LDL-콜레스테롤의 산화를 억제하는 작용을 한다. LDL-콜레스테롤은 죽상 동맥경화증을 촉진하며, HDL-콜레스테롤은 죽상경화증을 억제한다. LDL-콜레스테롤은 운동에 의해 감소되며, HDL-콜레스테롤은 운동에 의해 증가되는 것으로 알려져 있다 (ACSM, 1998). 트리글리세라이드(triglyceride, TG)는 연령이 증가하면서 다소 증가한다.

이와 같이 혈중 지질은 성인병과 관련성이 높은 혈액 구성 요인 중 하나이다. 특히 혈중 지질은 고혈압 및 심혈관 질환과 그 관련성이 매우 높다. 심장은 놀라울 정도로 일을 하는데 안정 시 심박수는 70~80 ㎖의 1회 박출량과, 1분에 65회 정도의 박동수를 내고 있다. 연령 증가에 따라 순환 시간은 연장되고 안정 시 심박수와 심박출량은 감소한다. 30세 이상이 되면 심박출량(cardiac out put)은 매년 1%씩, 1회 심박출량 (stroke volume)은 매년 0.7%씩 감소한다.

동맥경화는 10세경부터 인지된다고 한다. 그러나 그 진전의 속도 및 정도에는 개인차가 있고 보통 각종 증상이 나타나는 것은 40세 전·후가 되어서부터이다. 이렇게 연령이 증가함에 따라서 혈관의 동맥경화 증상이 나타나게 되며 혈액 순환의 장애가 일어나게 된다. 여러 가지 노화 현상은 각각 조직 기관에서 필요로 하는 산소, 영양분이 혈관을 통해 충분히 공급되지 않기 때문에 일어난다. "신체는 혈관과 더불어 노쇠한다."는 말이 가능할 정도이다.

혈관의 순환 기능을 측정하는 척도로는 심박수를 들 수 있다. 심박수는 신생아나 유아에서는 많으나 연령과 더불어 감소한다. 아기의 심박수가 높은 것은 심장의 용적, 작은 혈관에 의해 혈액의 산소 포화도가 낮기 때문에 일어나는 생리적인 보상작용에 따른 것이다. 이후 노령에 달하기까지 심박수의 감소는 완만하며 대체로 일정한 값을 유지한다. 개인별 차이가 크긴 하지만 최대 운동 강도에서의 평균 심박수는 나이가 듦에 따라 감소하는 것으로 알려져 있다(최대 평균 심박수 예측치=220－나이[±10회]).

나이의 증가에 따른 카테콜아민에 대한 심근 민감도의 감소현상과 이완 시 충전시간의 연장 같은 현상은 평균 심박수 감소에 원인이 있는 것으로 보인다. 연령 증가에 따른 최대 평균 심박수의 감소로 인해 25~85세 사이에 최대 운동 강도에서의 심박출량이 30~50%가량 감소하게 된다.

어린이나 지구력 훈련을 받은 운동선수, 활동적인 노인의 경우, 최대 평균 심박수 반응 예측치와 차이를 나타내곤 한다. 지구력 훈련을 받은 운동선수의 경우 관측치는 예측치보다 5~10회 가량 낮은 것으로 나타났다. 노인들의 심장은 활동수준의 저하 때문에 심장근육을 사용하지 않아서 발생하는 불용성 위축이 나타나므로 크기가 감소한다. 이에 따라 심박출량이 감소되고, 심박동수는 40세에 72회/분에서 80세에 59회/분으로 점차 줄어들어, 연령이 증가하면서 심박동수는 감소를 보이게 된다. 또한 연령 증가에 따라 혈압증가가 나타나 65세 이상 노인의 약 50%가 만성고혈압으로 보고되고 있다. 이는 말초혈관의 신축성이 감소하고 저항이 증가하여 조직으로 가는 혈류가 감소되며 혈압의 상승이 되기 쉽기 때문이다. 이러한 심장의 변화로 인해 노인은 성인보다 수축기 혈압과 이완기 혈압이 증가하고 혈압의 변화도 나타난다. 노인에게 가장 흔한 심맥관계 질환은 고혈압이라 알려진 것도 크게 무리가 아니다.

4. 근 골격계의 변화

노화 과정에서 가장 두드러지는 변화는 근 골격계의 변화로 키와 자세로 쉽게 확인된다. 나이에 따라 추간판[7]은 얇아지고 간격이 좁아지며, 척추는 서서히 압박을 받아 척추의 길이가 줄어든다. 이로 인하여 허리가 굽는 측만증이 초래되고 머리가 앞으로 숙여져서 가슴등뼈와 목등뼈의 만곡이 더 두드러져 자세가 앞으로 굽는다. 더불어 노인의 키는 20년에 1.2cm씩 줄어들어 70세가 되면 약 5cm가 감소하나 팔과 다리는 같은 장골의 길이는 그대로 유지되어 사지가 몸통에 비하여 길게 보인다.

피하지방이 재분포되어 말초의 지방은 감소하고 둔부, 허리, 어깨의 피하지방은 증가하여 노인 특유의 체형을 보인다. 또한 골대사의 변화 뼈의 밀도와 질량이 줄어든다. 뼈는 끊임없이 조골과 골 흡수 과정을 통하여 밀도를 유지한다. 출생부터 사춘기까지는 골 흡수에 비해 조골작용이 더 빠르게 일어나고, 그 후 30세까지는 이 두 과정이 동일하게 나타난다. 골 대사는 특정 호르몬에 영향을 받기 때문에 남성과 여성의 노화변화가 다소 다르게 진행된다.

여성의 경우 폐경과 함께 골 흡수를 억제하는 에스트로겐의 비가 감소하며 남자 노인에 비하여 골 흡수가 더 빠르다. 여성은 35세부터 골밀도가 매년 2%씩 감소하고, 남성은 50세 이후부터 매년 0.5%씩 감소한다.

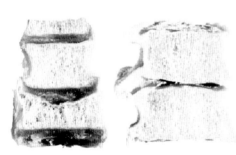

7) 척추골의 추체(推體)와 추체 사이에 있는 편평한 판 모양의 연골. 탄력이 좋아 추체 사이의 가동성을 높여 쿠션 작용을 한다.

치밀골과 소주골의 비율도 나이에 따라 변화한다. 주로 조혈과 조골의 기능을 하는 치밀골은 여성의 경우 45세 이후부터, 남성은 50세 이후부터 상실되기 시작한다. 몸을 지지하는 역할을 하는 소주골은 30세부터 계속 감소하는데 남성은 80세까지 27%를 상실하고, 여성은 90세가 되면 43%를 상실한다. 치밀골과 소주골의 비율 역시 나이에 따라 변화한다. 15세에는 55 : 45였던 치밀골의 비율이 85세 이르면 70 : 30으로 현저하게 증가한다.

추체골, 상완골, 골반은 소주골의 비율이 높고 노화에 따라 현저하게 약화되어 노인들은 추체 압박 골절, 대퇴 골두 골절, 손목 골절이 흔히 발생한다. 뼈의 구성성분도 변화하여 나이에 따라 무기질의 구성이 증가하여 70% 이상을 차지하게 된다. 노인의 뼈는 이처럼 소탄성을 부여하는 유기질이 감소하여 외력이 가해졌을 때 쉽게 파괴된다.

노화와 더불어 근육 긴장도와 근육량은 현저히 변화하여 신체활동과 운동능력이 저하된다. 근육의 긴장도는 20~24세에 최대에 이르고 이후로는 서서히 감소하다가 60세 이후부터는 급격히 감소한다. 이 현상은 근섬유 구조의 변화에 따른 것이다. 노인은 전반적으로 근섬유의 수와 크기의 수가 감소하고 신체조직과 기관이 위축되어 근육이 감소한다. 근섬유의 수와 크기가 감소하면서 근육량은 25세 때의 20~25%가 줄어든다. 특히 남성의 경우 테스토스테론 분비 저하로 근육량이 감소한다.

근력은 25세 이후 매년 2%씩 감소한다. 그 이유는 빠른 움직임과 근력운동을 담당하는 type Ⅱ형 근섬유의 크기와 수가 감소하기 때문이다. 그러나 지구력을 담당하는 type Ⅰ형 근섬유는 크게 변화하지 않는 것으로 알려져 있다. 근력 중에서도 하지 근력이 상지 근력보다 현저하게 저하된다. 노화가 진행됨에 따라 근세포가 위축되고 약화되면서 근력과 근 긴장도가 점차적으로 약해지고, 근육의 양과 근육대사율도 감소한다. 결국 근육 조직의 탄력섬유도 점점 소실되어 유연성이 감소하면서 강직성이 증가한다. 또한 근량 감소증(sacopenia)이 심해져서 근육량이 급격히 감소하고 더불어 체내 수분량도 동시에 줄어든다.

노화에 따른 신체기관들과 근육의 기능 및 근력 감소의 원인 대부분은 내적인 생리적 과정 때문이라기보다는 50%는 신체활동의 부족으로, 50%는 노화가 그 원인이라 볼 수 있다.

몇몇 학자들은 노화보다는 신체활동 부족과 같은 환경적인 요인을 근육 감소 및 체력 저하의 더 큰 원인이 된다고 말한다. 오랫동안 움직이지 않고, 운동이 부족하면 근육이완, 관절강직, 신진대사 장애, 순환 장애, 호흡 장애, 심리적 변화 등이 생길 수 있다.

이렇듯 노인의 경우 신체활동 능력이나 체력은 청년기에 비해 25% 정도 저하하는 것으로 보고하고 있다. 하지만 개인의 노화 과정 및 현상은 그 사람의 생활양식에 따라 다른 양상으로 나타날 수 있다.

근육의 노화는 노인들의 운동기능을 저하시키는데, 근 골격계 변화와 더불어 신경계의 변화도 그 원인으로 거론될 수 있다. 노화와 더불어 신경근육 접합부에서 신경전달물질 방출이 감소되고, 중추신경의 효율성도 떨어진다. 이로 인하여 근육 세포 내의 운동 단위의 수축시간이 지연되고, 잠재기와 이완기 역시 지연되어 결과적으로 자극에 대한 반응 속도가 10~15% 정도 느려진다.

뇌의 근육 감각 인지 기능이 저하되면 근육 조정력이 감퇴하므로 노인의 걸음걸이는 불안정하고 정교한 근육 조정을 요하는 활동능력도 저하된다. 그 외에도 근육과 건이 경화되고 퇴축되어 반사기능이 저하되고, 아킬레스건의 수축력이 상실되거나 감소된다.

노화가 진행되면 관절의 변화도 일어난다. 연골의 수분은 20~30대부터 탈수가 시작되고 인대와 건 및 관절연골의 섬유화가 진행된다. 결체조직이 탄력성을 잃고, 관절의 연골이 마모되면서 노인들은 관절의 가동력이 제한되며, 근육 길이가 줄어드는 단축 현상을 가중시킨다. 관절의 활막이 탄력성을 잃으면 관절면이 마모되고, 관절낭의 구성요소들이 파괴되어 염증, 통증, 강직, 기형이 초래된다. 노인의 운동량 저하는 이 같은 현상을 가중시키게 된다.

5. 체력의 변화

체력(physical fitness)은 건강 체력 요인과 운동기능 체력 요인으로 크게 구분할 수 있다.

■ **건강 체력 요인(health-related physical fitness)**

일상생활 활동 수행 및 건강에 영향을 미치는 요인
근력 : 신체 기능을 나타내는 체력 요인 중 근육이나 조직이 한 번에 발휘하는 최대의 힘
유연성 : 관절의 가동 범위
평형성 : 자세 유지와 운동기능의 기본적인 요소
협응력 : 동작 중 근육 간의 협동 능력

■ **운동기능 체력 요인(skill-related physical fitness)**

스포츠 활동, 운동경기를 보다 잘 수행하는 데 필요한 기능 요인
지구력 : 신체활동을 오래 지속할 수 있는 능력
순발력 : 장·단기 동안 환경에 운동신경으로 잘 대처할 수 있도록 하는 힘과 속력
민첩성 : 신체의 일부분이나 전체를 재빠르게 움직이거나 방향을 바꾸는 능력

인간은 나이가 들면서 질병의 감염률이 높아지고 사망률이 급증한다. 따라서 매우 건강한 사람들도 65세의 노년기를 맞이하면, 누구나 체력이 감소하고 스스로 체력이 쇠해지는 것을 구체적으로 의식하고 생활의욕도 저하된다. 그러나 체력이 떨어지는 것도 사람에 따라 다르게 나타나는데 그 원인은 생활양식의 차이에서 비롯된 것이다. 그중에서도 크게 영향을 주는 것은 '신체운동'이다. 노인의 건강과 체력은 일상 신체활동을 영위하는 것과 관련하여

삶의 질을 결정하는 중요한 요소이다. 노인이 일상생활의 신체활동을 하기 위해서는 일정한 수준의 체력이 필요하다. 나이가 들어도 자립적이고 활동적인 생활을 영위하는 것이 모든 사람의 바람일 것이다. 그러나 노인들은 나이가 들어가면서 신체활동을 기피하고 정적인 활동 위주로 생활을 한다. 따라서 체력이 약해지고 실제연령과 생리학적 연령 사이에 불일치가 나타나는 경우가 많다. 이러한 차이가 나타나는 것은 연령 증가와 더불어 질병, 생활형태, 유전요인, 환경요인 등의 여러 가지 원인이 복합적으로 작용한다.

모든 사람들은 죽을 때까지 건강하고 활기 있고 독립적으로 살기를 원한다. 그러나 비 활동성이나 영양불균형, 질병은 독립성을 유지하는 데 필요한 기능을 상실하는 주된 원인이 되고 있다. 적절한 운동은 노화를 지연시키고 노화로 인한 변화를 역행시킬 수 있으며, 다양한 건강문제도 활동성이 유지될 때 충분히 예방될 수 있다.

노인의 신체변화와 관련해서 건강 상태를 측정할 때는 신체적 기능에 초점을 두고 조사가 이루어진다. 그러나 대부분의 노인들은 활동량이 적고 노인의 40% 이상이 활동을 하지 않는다. 규칙적인 신체활동을 하는 노인은 1/3 미만인 것으로 추정된다. 활동부족에 의한 신체상의 부정적 영향은 젊은 사람에 비해 노인이 더 크다. 나이가 들어감에 따라 근섬유소의 감소로 인한 체력의 저하가 나타난다. 이러한 근섬유의 부피와 수의 감소는 근 질량의 감소를 초래한다. 특히, 50세에서 근섬유의 부피와 수는 가장 두드러진 감소를 보이고 30세에서 80세 사이에서는 전체 근 질량의 1/3이 감소하는 것으로 나타났다. 70세 이후에는 근섬유의 부피와 수는 매년 1%씩 감소하는 것으로 보고하였다(Heislein, et al., 1994).

근력이란 근육의 수축으로 발생되는 최대의 힘을 말한다. 근력은 대부분 일상생활에서 자세 유지, 보행, 작업을 수행하는데 가장 중요한 요소이다. 나이가 들어감에 따라 근 부피와 섬유 수 및 질량의 감소는 근력의 감소를 초래한다. 특히, 노화에 따른 신체노화 현상과 활동의 저하로 인해 발생한 근력 약화는 노인의 운동성을 제한하게 되고 이로 인해 노인의 근육과 골격은 더 빠르게 퇴화되면서 다시 근력의 약화를 초래하는 악순환의 고리가 형성된다. 이렇게 되면 노인의 삶의 질이 현저하게 떨어진다. 연령이 높아지고 노화와 관련된 생리적 변화가 나타나면 고유 수용감각이 감소한다. 정위(定位)반사가 느려지며 자세 유지에 필수적인 근력이 감소하면 그만큼 자세의 동요가 증가하므로 신체의 균형 유지가 어려워지게 된다.

건강 체력 요인과 운동기능 체력 요인은 노인에게는 건강과 직결되고 이는 곧 수명과 깊은 관련을 맺는다는 것을 뜻한다. 중·노년기는 과도한 피곤함이 없이 직업적, 오락적인 일상 활동을 수행해 나갈 수 있는 체력이 요구된다. 그 체력요소 중 심폐지구력은 관상동맥 인자나 사망률과 상관이 높아 건강도와 밀접한 관련이 있다. 근력과 유연성 역시 질환이나 건강도와 관계가 높아 이들 세 가지 체력요소의 수준이 저하되면 성인병이나 건강 장애를 일으킬 확률이 크게 높아진다. 이런 관점에서 이 시기의 체력은 기능 관련 체력보다 건강 관련 체력의 개념을 중시하게 된다. 건강 관련 체력의 향상은 단순히 오래 사는 것이 아닌 활기 있고 독립적인 기능을 수행하며 즐겁게 살기 위해서 매우 중요한 요소이다.

거듭 강조하면 일상생활에서 활동하고 건강하게 지내는 데 있어 근력, 유연성, 평형성, 협응성은 늘 요구되는 체력 요소이고, 보다 활동적인 움직임을 하는 데 있어서 필요한 지구력, 순발력, 민첩성 등도 안전하고 활기찬 삶을 살아가는 데 중요한 체력 요소이다. 특히 평형성은 노인의 자세 안정성을 뒷받침하여 낙상 위험 등을 낮추는 기본 체력이다. 평형성, 균형이란 자세 안정성을 지속적으로 유지해 가는 과정으로 인간이 일상생활을 영위해 나가거나 목적 있는 활동을 수행하는 데 있어서 가장 기본적인 요소이다.

노화로 인한 평형성의 감소는 전반적으로 하체 근력의 약화를 낳고, 협응력이나 유연성 및 고유 수용기능의 저하에 따른 자세 흔들림을 낳는다. 이러한 현상은 신경계나 근 골격계 문제 혹은 약물이나 음주 때문에 발생한다고 한다. 따라서 노인들에게 나타나는 근육 약화와 평형성의 감소 사이에는 밀접한 관계가 있다. 연령과 질병 모두 노인들의 평형성을 감소시키는 요인이 되는 것이다.

한편, 유연성은 효율적인 신체운동과 좋은 자세를 유지하는 데 중요한 요소이다. 노인이 습관적으로 활동을 하지 않아서 유연성이 떨어지고 요통을 일으키게 된다. 유연성이 좋으면 위급한 상황에서도 잘 넘어지지 않으며 넘어지더라도 심각한 상황을 면할 수 있다. 유연성이 부족하면 일상생활에서 활동을 하는데 많은 제약을 받는다. 때문에 유연성이 부족하면 효율적인 동작이 어렵고 근육파열과 같은 상해를 입기 쉽다. 유연성은 노인에게 필요한 체력 요인 중의 하나인 셈이다.

여성의 경우 20대 후반부터 운동 가동 범위가 줄어들고 65세 이후에도 연령 증가에 따라 유연성이 빠르게 감소한다. 나이가 들면서 신체활동이 부족하고 인대와 건을 구성하는 연결 조직인 콜라겐 섬유의 크기가 증가하면서 유연성이 감소하는 것이다.

관절 면의 변화, 과거의 손상, 직업 또는 나쁜 자세는 과도한 관절마모를 일으킬 수 있다. 이러한 요인들은[8] 활막의 점성 증가, 관절연골의 석회화, 근육의 피로도 증가와 함께 완전한 관절운동을 방해할 수 있으며 결국 유연성의 감소와 노인의 활동성이 저하되는 원인으로 작용한다. 유연성 운동은 편중된 자세에서 일을 하거나 운동량이 적은 여성 노인들에게 크게 도움이 된다. 유연성 운동은 신체 각 부위의 긴장

---

8) 가동 관절의 뼈끝을 싸서 연결하는 막. 그 속에서 활액이 분비된다.

과 피로를 풀어주고 취약한 근육의 유연성을 향상시켜 체력을 증진시켜 주기 때문이다. 유연성 운동은 고도의 신체 기술이나 특수한 기구가 필요하지 않고, 공간의 제약을 받지 않기 때문에 언제 어디서나 할 수 있다는 것이 장점이다.

민첩성은 정확하게 균형을 잃지 않으면서 빠르게 위치와 방향을 바꾸는 능력이다. 민첩성은 여가 활동이나 운동할 때 일어날 수 있는 상해나 잠재적인 위험 상황을 피할 수 있도록 한다. 나이가 들어감에 따라 운동 수행의 시작 시간과 진행에 있어서의 둔화, 운동 수행 능력의 소실과 운동반응 전달의 지연이 일어날 수 있으며, 순발력이 점차 줄어든다(Guccione, 2000). 노인에게 있어 이러한 순발력, 근력, 협응력 등의 저하로 민첩성은 크게 저하된다. 따라서 사고의 위험에 더욱 주의를 기울여야 한다. 노년기의 신체활동을 통한 체력 유지의 중요성은 젊은이들 보다 더 크다. 연령이 높아지는 과정에서 신체활동에 필요한 체력 유지는 신체 건강에 중요한 역할을 차지한다. 연령 증가에 따라 나타나는 노화 현상을 지연시키는 데도 신체활동은 매우 중요하다.

1 보행

Winter 등(1990)은 젊은 성인과 정상 노인에게 나타나는 보행 특성을 비교한 연구에서 정상 노인의 걸음 수는 뚜렷한 차이가 없지만 보폭(step length)이 짧아지는데, 이러한 현상은 노인이 좀 더 안전하고 안정적인 보행을 하기 위한 것으로 해석하였다. 보행능력의 저하는 근신경계의 기능 저하로 이어져 균형 능력을 떨어뜨리고 추락과 낙상의 위험을 증가시켜 노인들에게 심각한 문제를 일으킬 수 있다. 65세 이상의 노인 중 20.2%가 낙상을 경험하였으며, 그중 63.1%가 보행하는 동안 낙상이 발생한다고 보고하였다(Nevitt, 1991).

보행능력의 약화가 낙상을 초래하지 않는다 하더라도 일상생활에 필요한 수행 능력을 떨어뜨려 양질의 삶을 누리기 어렵게 만든다.

2 피부노화

피부는 노화의 진행과 함께 피부의 엘라스틴이 감소하고 콜라겐의 교차결합이 증가하므로 피부는 탄력성을 잃어 착색되고 주름이 생긴다. 구체적으로 노화로 인해 피부는 각질층의 교체 속도 저하, 창상치유 기능의 저하, 엘라스틴 조직 변화 및 감소, 통증 감각 인지 세포의 감소, 체온 유지 기능의 저하 등을 드러낸다.

피부의 변화에 큰 영향을 미치는 변화는 멜라닌 세포이다. 멜라닌은 노화에 따라 증가하기도 하고 감소하기도 한다. 가장 잘 알려진 현상의 하나로 꼽을 수 있는 것이 노화에 따른 멜라닌 양의 감소와 함께 머리카락이 희어지는 일이다. '머리카락 희어짐'은 털 망울(hair bulb)에 있는 멜라닌을 활동적으로 생산하는 멜라닌 세포의 현저한 감소에 기인한다. 멜라닌의 감소는 털 망울에만 국한된 것이 아니고 표피, 망막의 색소 상피세포, 신경계의 일부에서도 관찰된다. 반대로 멜라닌의 증가는 소위 '노인 점'(senile lentigo, aging spot)[9]을 발생시킨다. 노인 점은 중년 이후의 연령층 1 / 3에서 노출된 피부 면에서 관찰할 수 있다. 이 병변은 다발성이며 조직학적으로 과각질화와 동반된 선상의 멜라닌 세포 증식에 따른 결과이다. 노출된 피부는 표피 증식의 감소로 피부층이 얇아지고, 멜라닌 세포의 산발적 감소로 균일치 않은 색소 침착이 일어나고, 피하 지방은 위축된다. 그러나 가장 현저한 변화는 탄력성의 소실, 주름, 진피 탄력 섬유의 반사능의 소실 등을 꼽을 수 있다. 그와 함께 아교섬유는 굴곡성이 적어지고 보다 불용성으로 되며 탄력의 섬

---

9) 노인흑색점(老人黑色點), 노인성 점(老人性點), 노인성 흑점(老人性黑點). 노인에게서 손등이나 필에 생기는 양성 국한성의 과다 색소 침착에 의한 반점.

유화가 나타난다. 노출된 피부에서 관찰되는 변화는 노출되지 않은 피부에서는 잘 관찰되지 않는다.

　피부에 오는 또 다른 노화의 변화로는 기름샘의 분비 감소로 피부가 기름기가 없이 건조해지며, 손과 팔에 나타나는 노인성 자반병(senile purpura),[10] 얼굴과 코 등에 나타나는 지루성 사마귀(sebaceous warts) 등을 꼽을 수 있다.

> 피부 노화의 원인은 크게 자연 노화와 외인성 노화로 나누어진다.
> 자연 노화는 나이가 들면서 피부가 탄력을 잃고 수분이 떨어지는 것을 말한다.
> 외인성 노화는 외적인 요인에 의해 피부가 손상되어 늙는 것으로 예방법을 통해 늦출 수 있다.
> 여름뿐 아니라 겨울, 실내, 물 속, 그늘에서도 자외선 차단제를 발라주고, 비타민 C, A ,E 등 항산화 물질이 많이 든 과일과 채소를 충분히 섭취하고, 물을 많이 마시는 것도 중요하다. 또한 피부 재생은 밤 11시에서 새벽 2시 사이에 활발하므로 이 시간대에 꼭 잠자리에 들고 충분히 잠을 자는 것도 좋은 습관이다. 혈액 순환 및 노폐물 제거에 도움이 되는 유산소 운동도 건강한 피부를 유지하는 비결이 될 수 있다. 한편, 얼굴 마사지가 주름이 생기는 것을 막아주는 작용을 하는지도 아직 규명되지 않았다. 에스트로겐을 함유한 화장품이 피부재생 및 탄력성을 증가시키지만 계속해서 호르몬 제를 사용하면 부작용을 일으킬 수 있다.

3 뇌의 변화

　인간의 뇌는 10대와 20대에 완전히 성숙하게 된다. 뇌는 40세가 지나면서 신경 병리학적으로 노화에 따른 변화를 감지할 수 있게 된다.

---

10) 자반증은 적혈구가 혈관 밖으로 유출됨으로써 병변에 압력을 가해도 창백해지지 않는 특징을 지닌 질환을 통칭한다. 노인성 자반증은 노화가 되면서 혈관이 취약해지기 때문에 쉽게 탄력을 잃고 약해지는데, 살짝 부딪히는 정도로도 혈관이 터져서 피하출혈이 나타난다.

1) 육안적 변화

　건강한 사람의 뇌는 65세 전후에 그 무게가 약 1,360g이고 90세에 이르면 1,290g에 달하며 사람에 따라 동년배 사이에 약 15% 정도의 편차를 보인다. 남자의 뇌가 여자에 비해 150g 정도 무겁다. 신경방사선학적 검사상 뇌의 부피는 60세를 지나면 매년 0.4% 감소하는 것으로 확인되었고 부검 결과 뇌의 중량이 매년 2~3g씩 줄어드는 것으로 되어 있다. 이러한 현상을 뇌가 위축(atrophy)된다고 표현한다. 이는 뇌의 고랑들(sulci)이 넓어지고 이랑들(gyri)이 좁아지는 것으로 확인된다. 인지 기능이 정상인 사람에서는 심한 뇌피질 위축은 없으나 알츠하이머병 환자의 뇌에서는 전두엽, 시상주위엽 및 측두엽(frontal, parasagittal, temporal lobe)에 심한 피질 위축이 확인된다. 기저핵이나 시상도 나이가 들어감에 따라 약 20% 정도 그 부피가 감소한다. 전반적으로 노화는 뇌 세포수와 그 기능을 감소시키고, 뇌실의 공간이 늘어나 뇌의 위축을 나타나게 된다.

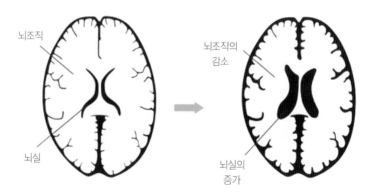

뇌조직

뇌실

뇌조직의
감소

뇌실의
증가

■ 알츠하이머병(Alzheimer disease)

치매를 유발하는 가장 흔한 원인 질환으로, 전체 치매 환자의 약 50~80%가 병의 원인으로 지목된다. 국내 유병률에 대한 자세한 자료는 없지만 국내에 약 30만 명 정도의 치매 환자가 있고, 이 중 약 50% 정도인 15만 명 정도의 환자가 있을 것으로 추산된다.

알츠하이머병은 대뇌 피질 세포의 점진적인 퇴행성 변화로 인하여 기억력과 언어 기능의 장애를 초래한다. 또한 판단력과 방향 감각이 상실되고 성격도 바뀌어 결국 자신 스스로를 돌보는 능력을 상실하는 병이다.

■ 알츠하이머병의 역사

1907년에 독일인 의사인 Alois Alzheimer가 61세 여자 환자의 병력 및 병리 소견을 발표한 것이 이 병에 대한 최초의 기록이다. 이 환자는 기억력과 지남력이 손상되어 있었고, 피해망상과 언어장애를 보였다. 증상은 점점 나빠져서 입원한 지 4년 만에 사망하였다.

부검 결과 뇌는 외견상 심하게 위축되어 있었다. 현미경하에서 피질 세포 수가 현저히 줄어들었으며 세포 안에 신경섬유 농축체가 있고 신경 세포 밖에는 신경반이 형성되어 있음을 확인하였다. 이러한 변화는 대뇌 전반에 걸쳐 발견되었다. 이상의 임상 양상과 병리 증상은 지금도 알츠하이머병의 주요 소견으로 인정되고 있다.

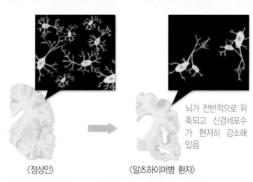

뇌가 전반적으로 위축되고 신경세포수가 현저히 감소해 있음

〈정상인〉　　　〈알츠하이머병 환자〉

[그림 6] 알츠하이머병 환자의 뇌 전반에 걸쳐 일어나는 뇌 위축과 신경 세포의 감소

2) 뇌혈관의 변화

뇌는 체중의 약 2%에 불과하다. 하지만 뇌는 심박출량의 17%의 혈류를 공급받고 있으며, 전체 산소 소모량의 20%가 뇌의 정상적인 활동을 위해 필요하다. 이를 위해 뇌혈류의 흐름은 자동조절(autoregulation)되고 있으며 혈압이나 혈중 산소분압, 이산화탄소분압, 그리고 뇌 대사 정도에 따른 영향을 받는다. 연령이 증가함에 따라 뇌혈관에 변화가 일어난다. 여기에는 죽상동맥경화증(atherosclerosis), 동맥경화증(arteriolosclerosis), 콩고염색성 혈관병증(congophilic angiopathy), 저관류(hypoperfusion) 등이 발생되어 혈류의 원활한 공급이 이뤄지지 않아서 뇌의 손상을 가져온다. 특히 뇌의 백질에는 긴 침투 혈관(penetrating artery)이 혈액을 공급하고 이들은 서로 문합을 형성하지 않기 때문에 허혈성 손상에 취약한 면이 있다. 또한 해마[11]는 허혈이나 흥분독성에 매우 취약한 특성을 가지고 있기 때문에 심부전이나 부정맥 등 짧은 기간 동안 전신의 혈압 강하가 일어나도 기억장애와 같은 인지 기능에 이상을 초래할 수 있다.

4 소화기계

신체의 노화가 진행되면 소화기계 기능이 저하하게 되는데, 이에 대한 주요 특징을 정리해 보자.

① 감각기의 식별능력, 감수성은 연령 증가에 따른 세포수의 감소 및 조직의 퇴행성 위축에 의해 일반적으로 저하한다.

---

11) 인간의 뇌에서 기억의 저장과 상기에 중요한 역할을 하는 기관으로, 뇌의 변연계 안에 있다.

② 혀의 미뢰가 위축되어 미각이 둔해진다. 특히 60세 이후부터 미각의 변화가 크다. 노화의 단계가 진행되고 연령이 높아갈수록 맛을 식별하는 미각의 역치가 변화하는데, 노인의 경우 특히, 짠맛 및 단맛의 역치가 상승하여 이들 맛에 대한 식별 능력이 현저히 감소한다. 때문에 음식을 만들 때 지나치게 짜거나 달게 만드는 경향이 있다. 단맛과 짠맛을 잘 느끼지 못하기 때문에 입맛을 잃는 경우가 많다. 이에 비하여 신맛의 식별 능력은 비교적 잘 유지한다.

③ 구강 내에서는 치아에 의한 음식물의 기계적 소화와 타액 아밀라아제에 의한 당질의 화학적 소화가 일어난다. 타액선이 위축되면서 타액 분비가 줄어들고 타액의 프티알린 양이 감소하기 때문에 음식을 먹을 때 꼭꼭 잘 씹어 먹어야 한다.

④ 치주 질환과 치아 자체의 요인으로 인하여 치아의 탈락이 일어난다. 치주질환은 치아 상실의 일차적인 원인이 된다. 치아는 우리 몸에서 가장 센 충격을 받고 있으므로, 연령 상승과 함께 치아도 변하는데, 치근이 위축되어 치아가 빠지기 쉬워진다. 60세를 넘게 되면 치아를 전부 잃은 사람이 많아진다. 남아 있는 치아도 마모가 심하여 충분한 교합이 곤란하게 된다. 노인의 치주질환은 주로 풍치로서, 화농을 일으키는 등 대개 30대부터 시작된다. 여자는 30대 후반, 남자는 40대 전반에 심해진다. 구강의 이상으로 씹기 힘들어지면 영양 섭취가 더욱 부족해져 치아가 더욱 부실해지는 악순환이 생긴다.

⑤ 미각의 감퇴, 타액의 감소, 치아의 상실은 서로 관련되어 있으며, 노인의 식욕 저하 현상의 주된 원인이 된다. 따라서 노년기에는 영양 섭취의 균형에 신경 써야 한다.

⑥ 노인에게는 타액, 위액, 췌액 및 장액 등을 분비하는 점막 세포의 위축이 현저해진다. 타액 분비 감소는 구강 내 ph의 감소를 불러와 치아에 칼슘이 침착하는 것을 방해한다. 일반적으로 40세경부터, 신체 기능이 감퇴하는 연령대에 이르면 소화관

점막의 활성조직이 감소하고 지방조직 및 결체조직이 증가하기 때문에 소화 효소의 분비량 및 활성의 저하가 나타난다. 그 결과, 소화 효소, 점액, 위로부터의 염산 및 췌액으로부터의 알칼리 분비량이 감소하며, 단위 시간당 라파아제 및 트립신의 활성은 젊은이와 비교할 때 각각 70% 및 30%까지 저하된다. 한편 60대 이상 노인의 위산 분비량은 20 대의 40~50%까지 감소하며, 위산 분비 감소는 철분의 흡수에 영향을 미쳐 철분의 결핍을 불러오기도 한다.

⑦ 위의 중량은 20세까지는 증가하나 이후 유지되며, 80세가 넘으면 감소하기 시작한다. 위의 수축력 등의 운동 기능도 연령과 함께 저하되기 시작한다. 위액 분비 감소, 유리염산, 총산도가 저하되는 경향을 보이며 무산증이 많아진다. 무산증은 위암의 원인이 될 수 있다. 위산은 철분의 소화 흡수를 돕는 역할을 하기 때문에 철분 부족을 초래할 수도 있다. 위액 분비량은 20대에 비하여 50대는 절반밖에 안 되며, 노년기에는 더욱 저하된다. 정상적인 경우 위벽에서 비타민 B12의 흡수를 촉진시키는 내인자가 분비되는데, 위액의 생성 감소는 비타민 B12의 흡수를 약화시켜서 악성 빈혈의 원인이 된다. 음식물의 살균 작용이 저하되고, 소장에서 소화 흡수가 방해를 받으면서 대장균 등의 장내세균의 변화와 함께 생체 자체도 세균 감염이 쉬운 상태로 변화하게 된다.

⑧ 노인의 장은 위축, 연동 운동이 약화되고, 장벽의 근육이 약화되고 음식물의 통과 시간이 길어진다. 특히 복강 내 지방의 저장량이 많을 때 장관 운동, 소화 활동이 나빠지게 된다. 이로 인하여 설사와 변비가 발생하게 된다. 연령 증가에 따른 신경조절 기능의 식이섬유 섭취량의 감소는 소화관 운동의 기능을 저하시키고 섭취한 음식물의 소

화관 내 체류 시간을 길게 하기 때문이다. 따라서 노년기에는 지방과 섬유질을 공급하여 장벽을 적절하게 자극하여 변통이 원활하게 되도록 해야 한다.

⑨ 췌장에서는 당질, 단백질, 지질을 소화시키는 소화 효소가 분비된다. 그중 아밀라아제나 리파제의 분비가 감소하고 단백질 분해 효소인 트립신의 분비가 현저하게 감소한다. 이로 인하여 3대 영양소의 소화 흡수가 지연된

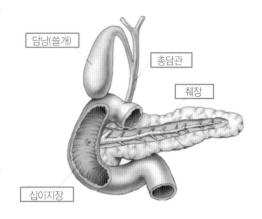

다. 따라서 단위 시간당 노인의 소화 효소의 활성은 젊은이와 비교해 볼 때 크게 떨어진다. 하지만 소화 흡수 능력을 장시간 실험한 결과, 단백질, 지방, 에너지의 소화 흡수율은 노인과 젊은이 사이에 큰 차이가 없다.

5 간장

① 간의 중량은 성인기 50대에는 체중의 약 2.5%를 차지하나, 60대 이후에는 급격히 감소하여 약 1.6~2.0%가 된다. 또한 노인의 간 혈류량은 25세 성인의 60% 정도까지 감소한다. 간은 연령이 높아지면서 현저한 기능 변화를 보이지는 않지만, 알부민의 생산이 감소하고 대사 작용과 약물 해독에 필요한 효소가 감소한다. 그럼에도 불구하고 혈청감효소 활성(GOT, GPT), 빌리루빈 등의 간 기능을 나타내는 실험 결과는 노화와 간 기능 저하와의 관련성이 그리 크지 않다고 한다.

② 혈청 단백질은 고령자의 경우 크게 감소하지는 않으나, 장기간 누워 있는 사람은 크게 감소한다. 혈청 알부민도 감소하나 개인차가 크다.

③ 간장 기능의 저하는 포도당 처리 능력에도 영향을 미친다. 노년기에는 혈당치 증가가 높으며, 높아진 혈당이 정상치로 회복되는 데 걸리는 시간 또한 길어진다.

6 내분비계

① 뇌하수체 : 노년기에는 정소, 난소 등의 성선이 크게 위축되므로 성선자극 호르몬 분비에 대한 억제 현상이 나타난다.

② 갑상선 호르몬 : 노년기에는 갑상선 기능이 조금씩 쇠퇴하게 된다. 이로 인하여 신체가 무기력해지고 동작이 활발하지 않게 되며 기초대사가 저하되고 저체온(냉증)을 보이며, 체온조절의 열화를 보이게 된다. 갑상선은 노화에 따라 세포침윤, 섬유화와 여포변화가 발생하고 촉진될 수 있는 결절이 증가하게 된다. 노인의 갑상선 호르몬 감소는 갑상선의 노화가 아니라 대사량 감소에 따라 적응하는 현상이다.

③ 췌장 : 노년기에는 혈당이 높아지게 된다. 이는 인슐린이 필요한 만큼 분비량이 늘지 않기 때문이다. 또한 연령 증가에 따라 포도당 내성도 감소한다.

④ 성선 : 난소는 특히 폐경 후 변화가 크게 일어난다. 여성은 폐경과 함께 혈중 에스트로겐 수치, 요중 배설량이 급속하게 감소한다. 이 같은 경향은 50~60세경까지 계속되지만, 그 후로는 큰 변동이 없다. 성호르몬은 남녀 모두 노화와 동시에 감소하게 되지만, 부신에서 분비되는 성호르몬은 연령에 따른 변화가 없다.

노년기에는 남성의 성호르몬 분비가 여성화되고, 여성의 성호르몬

분비는 폐경 이후 급속하게 남성 호르몬으로 기울어진다. 이에 따라 남성은 여성적인 성격적 특성을 보이는 반면, 여성은 남성적인 성격적 특성을 보이게 된다.

⑤ 뇌하수체 : 성호르몬을 제외하고는 혈중 호르몬 수치는 연령 변화에 따른 변화는 없거나 미미하다. 내분비선의 변화는 노화의 원인이라기보다는 노화의 부분적인 현상의 하나로서 내분비선의 노화가 일어나는 것으로 추정되고 있다.

7 신장

연령이 증가함에 따라 신장의 기본적인 기능 단위인 네프론의 수가 감소한다.

40세 이후 신장의 변화가 특히 급격하다. 70대 이상에서는 30대에 비해 신장의 중량이 약 70%, 사구체수 및 여과면적은 50~70%까지 저하한다. 또한 사구체 여과량, 신장 순환 혈류량, 세뇨관 재흡수 능력도 마찬가지로 감소한다. 그 결과 신장을 통해 배설되는 크레아티닌 및 이눌린[12]의 양이 감소한다. 그러나 혈중 비단백성 질소의 농도는 모든 연령에서 거의 일정하게 유지된다. 이는 단백질 섭취량의 감소와 골격근 중량의 감소에 따라 근육으로부터의 크레아티닌 방출이 감소되었기 때문이다. 따라서 노인의 경우 다량의 단백질 섭취가 혈청 비단백성 질소의 농도를 상승시킬 수도 있다. 신장 기능의 저하는 내부 환경 항상성을 유지하는 능력의 감퇴를 뜻한다.

---

12) 신장에서 여과되는 혈액량을 조사하기 위해서 사용되는 저장 단당류. 사구체에서 여과되면 세뇨관에서 재흡수나 분비가 일어나지 않고 모두 소변으로 배출되기 때문에 혈액량을 조사하는 데 사용되는 대표적인 물질.

8 감각기관

① 시각

시력은 40세 이후 심하게 저하된다. 60세 이후에는 야간의 시력이 저하되므로 야간 운전 시 많은 주의가 필요하다. 노인의 원거리 시력은 각막과 수정체의 굴절력 변화, 망막의 시세포 감각능력의 감퇴 등에 의해 저하된다. 동공괄약근이 경화되어 눈의 조절작용이 상실되고, 명암에 대한 반응력도 저하한다. 또한 연령이 높아지면서 실명과 관계되는 백내장, 녹내장 등이 증가한다.

② 청각

나이가 많아지면서 난청자가 많아지고 고음부와 저음부도 저하된다. 청력은 40세부터 고음력에서 청력 저하가 시작된다. 내이와 청각 중추의 변화로 난청이 발생한다.

③ 미각

나이가 많아지면서 미각 능력도 감퇴한다. 미뢰[13]의 기능이 떨어지고 미뢰수가 줄어들면서 미뢰가 위축되어 짠맛과 단맛을 감별하는 능력이 떨어진다. 주된 원인은 음주, 흡연, 식염 과잉 섭취, 의치 등으로 인한 것이라고 할 수 있다.

----

13) 미뢰(味蕾) 또는 맛봉오리는 주로 혀·연구개 등 구강에 있는 세포로, 맛을 느끼는 역할을 한다. 침에 용해된 음식이 미각 수용체에 접촉하여 맛을 느낄 수 있다. 미뢰에서는 다섯 가지 맛을 느낄 수 있는데, 단맛·쓴맛·짠맛·신맛·감칠맛이다.

9 호흡계

폐는 노화 과정에 많은 영향을 받는다. 연령이 높아지면서 호흡기능이 떨어지고 호흡 횟수가 증가하며 폐활량이 떨어진다.

폐의 탄력성이 떨어지면서 최대 흡기 후 폐에서 배출되는 공기의 최대량이 감소한다. 반대로 호흡 동안 폐에 남아 있는 공기의 양인 잔기량은 증가한다.

노년기에는 폐기종, 기관지협착, 노인성 천식이 일어나기 쉽다. 또한 폐포가 작아지고 폐포 면적이 줄어든다. 폐 기능의 저하로 인하여 산소와 이산화탄소의 교환 과정에도 변화가 생긴다. 동맥 내 산소도가 떨어짐으로써 조직 내에 산소가 적게 운반된다. 이러한 동맥 내 산소도의 감소는 노인환자에게 수면상태에서 혼돈이나 혼수상태를 초래할 수 있다.

폐포(pulmonary alveolus)란?

허파꽈리라고도 함. 폐에 있는 작은 공기주머니.

이산화탄소가 혈액에서 빠져나오고 산소가 혈액으로 들어가는 장소이다. 숨을 들이쉴 때 폐로 들어간 공기는 기관지라고 하는 수많은 통로를 지나 세기관지, 즉 더욱 가느다란 통로 끝에 달린 약 3억 개에 이르는 폐포 속으로 흘러들어간다. 숨을 내쉬는 동안 이산화탄소가 많이 들어 있는 공기가 폐포 밖으로 밀려나 똑같은 길을 따라 나간다.

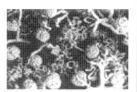

폐포

10 방광

노화에 따라 방광의 용적이 줄어드는데, 이렇게 되면 소변을 저장할 수 있는 용적도 그만큼 줄어들게 된다. 더욱이 배뇨 후에는 다량의 소변이 방광에 남게 된다. 방광의 근력 감소는 소변이 방광에서 불완전하게 방출되는 원인이 되고, 요로 감염의 위험도를 높인다. 방광의 전체 용적은 노인이 되면 500~600ml에서 250ml 정도로 감소하는데, 이로 인하여 빈뇨, 절박뇨 등이 나타난다. 또한 야뇨증도 발생하게 된다. 정상인은 주로 낮에 소변이 생성되나 노인은 24시간 동안 똑같이 소변이 생성되므로 야뇨증이 발생하는 것이다.

11 면역기능

100세가 넘는 장수인들의 사망 원인 대부분은 폐렴이다. 폐렴의 원인은 면역기능의 저하 때문이다. 노화 과정에 따라 사람의 면역 기능은 떨어진다. 면역계는 흉선, 림프계, 편도선, 비장, 골수 등 여러 가지 조직으로 구성되어 있으며, B림프구, T림프구, 항체, 인터루킨, 인터페론 등의 다양한 세포들과 작용물질을 생산한다. 그런데 인간은 노화에 따라 생리체계의 변화를 초래하고 면역계 노화로 인하여 생명을 위협하는 인자들이 증가하게 된다.

6. 노화와 죽음

지금까지 노화에 따른 신체의 형태 및 기능에 변화가 일어나고, 그 양상은 기관별로 다르다는 것을 알 수 있다. 여러 기능의 불균형적인 저하에도 불구하고 인간은 고령에 이를 때까지도 생존에 필요한 모든 기능을 잘 유지한다. 이것은 생체의 항상성 유지 기구의 작용에 따른 결과이다. 이 작용에 의해 노화에 따른 장기, 기관 및 개체수준의 기능저하가 방지된다. 반대로 항상성 유지 기구가 장애를 받으면 노화에 의한 각 수준의 기능 장애가 촉진된다.

인체의 항상성은 수많은 조절계의 상호 조절작용(feed-back)에 의해 조절된다. 혈당, 체온, 혈압 등의 제어 대상 변수는 자율신경계, 내분비계를 활성화하고 제어 대상계인 각종 효과기가 작용하여 제어 대상 변수를 변화시킨다. 노화에 의해 각종 효과기의 기능이 저하하고, 제어대상 변수인 체온, 혈당, 혈압 등을 수용하는 수용기의 기능도 저하한다. 이에 따라 이 정보를 중추신경계에 전달하는 구심성 신경, 조절 중추신경계의 신호를 효과기에 전달하는 원심성 신경계, 내분비계의 기능도 저하한다. 그리하여 환경 요인에 대처하는 항상성의 혼란이 뒤따르게 되어 노화를 촉진하게 된다.

생리기능의 이러한 저하는 체력의 감소, 병에 대한 면역의 감소로 나타난다. 인체는 노화가 진행됨에 따라 각 기관 및 조직이나 세포의 생체기능이 점진적으로 저하한다. 그 결과 나빠진 기관 및 조직에서 질병이 발생하게 된다. 질병이 치명적인 경우에는 결국 회복할 수 없는 상태로 되어 죽음에 이르게 된다.

노화를 정복하는
생활양식

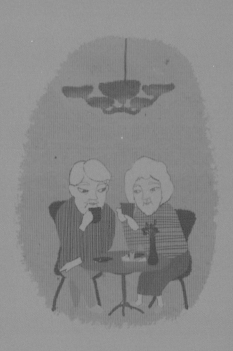

인체는 각 기관마다 노화되는 속도도 다르고 죽음에 이르는 시점도 서로 다르다. 그렇다면 다른 사람들보다 더 오래 건강을 지키며 장수하는 노인들의 요인은 과연 무엇일까? 그들은 어떻게 오랫동안 암, 심장병, 만성적이고 치명적인 질병들을 피하고, 때로는 그 병에서 벗어날 수 있을까?

[표 3] 건강 상태에 영향을 주는 요인

요 인	내 용
유전적 요인	인종, 성별, 연령, 유전내력 등
환경적 요인	대기오염, 수질오염, 빈곤, 전쟁, 보건의료의 질, 보건의료 기관의 이용 가능 여부 등
개인 행동 요인	영양 관리, 식습관, 운동, 금연, 알코올 섭취, 약물 남용, 휴식과 수면, 스트레스 관리, 체중 관리 등

유전적으로 적응력이 뛰어나고, 질병에 강한 유전자를 물려받은 것의 힘도 무시할 수는 없다. 하지만 유전자는 이미 정해진 것이고, 바꿀 수도 없는 부분이기에 이를 가지고 논하는 것은 시간 낭비에 지나지 않는다.

남들보다 더 오래 살고 건강할 수 있었던 요인들을 탐구한 몇몇 연구에서는 식생활, 운동 습관, 잦은 건강 검진과 환경적, 행동적 요소들이 유전적인 요인보다 훨씬 더 중요하다고 했다.

유전적인 요인 외에 음식, 성격, 대인관계, 여가 생활, 종교 활동, 성, 신체활동, 휴식과 안정, 스트레스 대처 방식 등이 건강한 노화를 만들어 가는 데 중요한 변인이 된다고 할 수 있다.

이에 대해 자세히 알아보기로 하자.

1. 식생활

　인간은 음식을 섭취하면서 영양소를 얻는다. 음식의 영양소가 혈액에 녹아 신체의 필요한 곳으로 이동하여 사용된다.

　영양소(Nutrients)란 우리가 건강을 유지하고 살아가기 위해서 식품을 통해 외부로부터 섭취하여 우리 몸에서 이용되는 모든 성분들을 가리킨다. 음식을 먹고 소화하고 흡수하여 영양소가 몸 안에서 이용되는데 관련되는 모든 과정은 인체 건강에 매우 중요한 역할을 한다.

　사람이 필요로 하는 영양소는 약 50종이 있다. 이것들을 당질, 지방, 단백질, 비타민, 무기질, 그리고 물로 나눈다. 당질, 지방, 단백질은 에너지를 생성하는 영양소이다. 물처럼 에너지를 내지는 않지만 체내 대사 조절에 필요한 비타민과 무기질은 식품에 소량만 함유되어 있다. 한편, 신체 내에서 합성되지 못하거나 합성되더라도 필요량에 부족하여, 성장과 정상기능을 위해 반드시 식품으로 공급되어야 하는 영양소를 '필수 영양소'라고 한다.

■ 영양소는 체내에서 다음 세 가지 기본적인 기능에 이용된다.

　① 영양소는 몸을 구성하는 물질을 공급한다.
　② 영양소는 몸에 에너지를 공급한다.
　③ 영양소는 신체 내에서 생리적 기능을 조절한다.

　이렇게, 살아가는 데 반드시 필요한 음식은 노화에 직접적인 관련이 있다. 많은 연구 결과에 의해서도 알 수 있듯이, 탄 음식, 짠 음식을 비롯한 고지방 음식의 섭취는 심혈관계 질환, 고혈압 및 암과 연관성이 있다.

고지방 음식 섭취로 인한 비만은 몇몇 암의 발병 위험성 증가와 관련이 있다. 국가별로 암 발병 현황을 비교한 결과 중국에서는 위암이 많고, 미국에서는 대장암이 많다. 이는 음식문화의 차이에서 비롯된 것으로 보인다. 당뇨병은 심장 질환, 신장 질환, 시력 상실, 신경 손상 등을 일으키는데, 이는 대부분 식이요법과 운동으로 조절이 가능하다. 노화와 관련된 만성질환인 골다공증도 칼슘을 강화한 식단으로 개선할 수 있다.

채소는 항돌연변이 기능과 항산화기능이 있어서 암을 비롯한 질병 예방에 매우 중요한 역할을 한다. 과일도 풍부한 항산화기능이 있어 건강한 노화에 중요한 음식으로 손꼽힌다. 이렇듯 음식은 노화에 의미 있는 요인이다. 하지만, 100세 이상 장수한 노인 중에는 짜고, 달고 기름진 음식들을 즐겨 먹은 사람도 있고, 날마다 육식을 먹는 사람도 있다.

이런 음식에도 불구하고 어떻게 오래 살 수 있을까? 음식보다 더 중요한 요인에 의해 오래 산 것인지? 음식 때문에 장수한다는 근거를 어디까지 둬야 될지? 일치된 유형을 찾아내기는 어렵다. 그러나 장수 노인들에게 심혈 관계 질병을 유발하는 과도한 지방과 콜레스테롤 또는 그 밖의 질환을 유발하는 요인들을 효과적으로 처리할 수 있는 유전적으로 타고난 대사 기관이나 소화 기관처럼 어떤 특성이 존재할 가능성이 있다고 본다.

어쨌든 장수노인에 있어 일치된 음식유형을 찾아내지 못한 현실에서 짚고 넘어가야 하는 부분이 바로 음식의 양이다. 적당한 양을 맛있게 먹고, 만족할 줄 아는 식습관은 매우 중요하다. 음식의 양은 인체의 염증 발생과 깊은 연관이 있다. 염증은 인체의 면역기능을 저하하고 특히 노인에게 질병의 가능성이 높인다.

따라서 식생활에 있어서 다음과 같은 문제를 고려해볼 필요가 있다.

1 음식의 양

노년에는 우선 음식의 양을 줄이는 것이 중요하다. 무슨 음식을 먹든지 그 양을 줄여서 먹게 되면, 활성산소를 줄이고, 염증을 줄이는 가장 확실한 방법이다. 물론 음식종류를 가려가면서 먹는 것도 중요하다. 그러나 양을 줄이지 않으면 활성산소의 감소나 염증을 예방하는 효과는 줄어든다.

세계에서 가장 장수하는 사람들이 많은 대표적이 곳이 일본의 오키나와이다. 이곳의 주민들은 먹는 음식의 양이 일본 본토인들에 비해 약 70%밖에는 안 된다고 한다. 일본인들 자체가 덜 먹는 사람들인데 오키나와 인들은 이보다도 더 적게 먹는다는 것이다. 그 결과는 오키나와 사람들의 장수에 대한 연구는 음식으로부터 오는 자유라디칼 양이 적기 때문이라고 본다.

하지만 오늘날과 같이 음식 문화가 발달된 사회에서 맛있는 음식을 먹지도 못하고 소식만을 외친다는 것은 삶의 질을 저하시키는 것이 아닐까? 먹고 싶은 것을 참는 그 스트레스는 어떻게 감당해야 될 것인가? 먹고 싶은 것을 마음껏 먹어보지도 못하고 오래오래 살아가는 것은 과연 행복할까?라는 의문이 든다.

따라서 건강하고 행복하게 장수하기 위해서 반드시 필요한 것이 운동이라는 생각을 강조하게 된다. 현대사회에서 건강을 위해 무조건 적게만 먹으라는 것은 무리가 따른다. 먹은 만큼 움직여 칼로리를 남기지 않는 것이 더 바람직한 방법인 것이다.

Mono Column

'2009' 오키나와 스토리

　일본 최남단에 위치한 오키나와는 몇 년 전만해도 '장수'의 대표적인 마을이었다. 특히 여성의 평균수명은 86세로 2000년까지 일본의 46개 마을 단위 중에서 부동의 1위였다. 100세 이상 노인의 수는 인구 10만 명당 51명으로 세계 최고수준이다. 80세는 어린아이에 불과하다고 한다.

　이곳 사람들은 '배를 80%만 채운다'는 원칙을 지키면서 가급적 많은 종류의 야채를 섭취하고 소금은 1인당 하루에 평균 7g 미만(일본 평균 12g)을 섭취한다. 대신 콩 섭취량은 60g으로 매우 높다. 삼겹살이나 돈가스처럼 굽거나 튀기지 않고, 푹 삶아 지방이 충분히 제거된 삶은 고기만 즐긴다. 운동량도 많아 이곳 노인들은 거동할 수 없을 때까지 밭농사나 해초 채취 등의 생업을 계속한다. 마을이 산간 지역에 위치해 언덕을 오르내리는 과정에서 상당한 운동량을 가지게 된다. 그런데 이런 오키나와의 훌륭한 식생활과 운동습관에 상당한 변화를 갖게 되었다.

　1972년 이곳에 일본에서는 처음으로 미군이 주둔하게 되면서 일본의 '1호 맥도날드 햄버거' 점이 들어섰다. 이곳에서는 볼 수 없었던 햄버거, 감자튀김, 콜라가 범람하였고 많은 아이들은 어릴 때부터 이런 패스트푸드에 익숙하게 되었다. 이런 습관은 나이가 들어서도 유지된다. 햄버거 지점 분포는 일본에서 최고가 되었고, 오키나와 주민들의 몸무게는 점점 늘어나게 되었다.

　또한 섬의 특성상 오키나와에는 철도와 대중교통이 발달하지 못한 실정이다. 하지만 경제 부흥과 함께 대부분 자가용을 이용하면서 자연히 걸을 기회는 점점 줄어들게 되었다. 비만율은 계속 치솟았으며 남성과 비만율(40%)은 일본 평균(14%)보다 3배나 높아졌다. 오키나와 50대 중년 여성들의 비만율(50%)도 일본 평균보다 2배나 높아졌다. 1985년까지 부동의 장수 지역 1위를 자랑하던 오키나와의 평균수명은 2000년에 26위(77.6세)로 내려앉았다.

　장수 연구자들은 패스트푸드의 생활화가 비만으로 나타났고 비만은 평균수명을 줄이는 역할을 하였다라고 진단한다. 진화되는 맥도날드 점은 'drive-through'라 하여 한 걸음도 필요 없이 아예 차에 앉아서 모든 것을 처리할 수 있을 정도가 되었다. 충분한 운동과 장수 식단을 지키는 지혜와 노력이 절실해지는 시점이다.

■ 소식과 건강 및 수명 연장과의 관계

미 페닝턴 연구소에서는 인체를 대상으로 6개월간 소식과 건강에 관한 실험을 진행하였다.

그동안 동물 실험으로만 적게 먹으면 더 오래 살 수 있다는 연구 결과가 입증되었었는데, 이번 실험은 사람을 대상으로 한 실험이기에 의미가 있었다.

실험의 결과 칼로리를 25% 줄인 집단이 세포 손상 유리기가 감소한 것이 확인되어 동물만이 아닌 사람을 대상으로 한 실험에서도 소식은 건강에 긍정적인 영향을 미치는 것으로 나타났다.

■ 연구 과정

연구자들은 과체중이긴 하나 비만은 아닌 36명의 건강한 젊은 사람들을 대상으로 실험을 하였다. 연구자들은 이들 피험자들을 ① 정상적인 식사 섭취군, ② 칼로리를 25%까지 줄인 식사 섭취군, ③ 식사 칼로리를 12.5% 줄이고 다시 운동으로 칼로리를 12.5% 줄인 실험군으로 나누어 6개월 동안 실험을 했다.

■ 결과

②, ③ 집단은 세포의 미토콘드리아에서 세포를 손상시키는 화학물질인 자유라디칼이 적게 생성되는 것으로 밝혀졌다. 정상적인 식사 섭취군에서 그러한 변화가 발견되지 않았다.

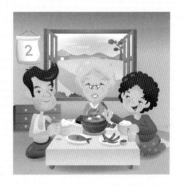

자유라디칼은 우리가 섭취하는 음식이 체내에서 분해되면서 만들어지는 화학물질이다. 이 화학 물질을 만들어내는 곳이 세포의 미토콘드리아다. 자유라디칼은 세포 내의 DNA를 손상시켜 암이나 심장병 뇌졸중의 발병을 촉진하기 때문에 자유라디칼의 발생을 줄이는 것은 건강을 증진하고 노화를 막는 데 중요하다.

적게 먹은 사람들의 미토콘드리아에서는 자유라디칼이 적게 만들어졌고 DNA 손상 또한 정상적 식사 섭취군보다 적다는 것을 확인했다. 이는 소식이 염증의 발생을 줄이고, 질병률을 낮추는 데 기여한다는 근거이다.

2 음식의 종류

1) 음식과 염증

음식에는 염증을 올리는 음식이 있고 또 염증을 내리는 음식이 있다. 염증을 내리는 음식을 적당량 섭취하면 건강하게 오래 살 수 있을 것이다. 그러나 염증을 내리려는 음식을 골라서 먹기란 그리 쉬운 일이 아니다. 왜냐하면 음식은 문화이고 또한 생활 습관이기 때문이다.

그동안 살아오던 생활 습관을 바꾸기란 여간 어려운 일이 아니다. 문제는 염증을 정상적으로 내리려면 그 길밖에는 없다는 데 있다. 염증을 내려주는 약들이 있지만, 그런 약들은 짧은 기간 동안에만 그 값어치가 있지, 만약 오래 동안 그런 약들을 복용하다 보면, 약으로부터 오는 각종 부작용들이 심각하다. 어떤 때는 약의 부작용이 병보다 더 심각할 때도 있다. 약으로 염증을 내리려는 생각은 그리 옳은 선택은 아니라는 것이다. 물론 잠시 동안 약을 복용해서 염증을 내려주고 그 다음부터 음식, 운동 및 스트레스 조절로 염증을 계속해서 낮게 유지하려고 한다면 큰 문제는 없다.

그러면 이제 어떤 음식을 먹는 것이 염증을 내려주는지 더 자세히 알아보기로 하자.

육식을 주로 하는 사람들이 육식의 분량만을 줄인다고 해서 큰 효과를 보기는 어렵다. 칼로리의 양은 줄이되 영양가는 충분한 음식을 먹어야 한다. 그런 음식 섭취 방법으로는 채식이 대표적이다.

따라서 육식을 최소한으로 줄이고 채식은 최대한으로 늘려야 염증을 줄이는 건강한 음식생활이 가능하다.

채소에는 아리키도닉 산(AA)이 없고 불포화 지방산들이 들어 있으며, 각종 비타민, 광물질 및 식물성 화학물질들이 들어 있어 염증을 내려주는 데 도움을 주기 때문이다.

육식에는 염증을 증진시키는 물질인 아라키도닉 산(Arachidonic Acid, AA)과 포화 지방산들이 들어 있어서 동맥경화를 촉진시킨다.

노화의 신호, 염증을 다스려라

몸의 기능을 떨어뜨리는 대표적인 요소는 '활성산소'이다. 활성산소는 우리 몸이 에너지를 내는 과정에서 생기는 부산물이다. 적당한 활성산소는 신체를 자극해 건강하게 만들어 주지만 활성산소가 지나치게 많으면 생체 조직을 공격하고 세포를 공격하고 세포를 손상시킨다. 그 과정에서 조직이 딱딱해지거나 연소되어 사라지는데 이것을 염증이라 한다. 노화는 염증에서 시작된다고 할 수 있다.

염증 예방 및 치료를 위해서는 활성산소를 포함해 우리 몸의 독소를 없애주는 영양소를 섭취하면서 영양의 균형을 맞춰야 한다.

먼저, 염증을 일으키는 식품의 섭취를 피해야 한다. 인스턴트식품, 탄 음식, 튀김, 짠 음식, 사탕, 동물성지방, 탄산음료 등이 그 대표적이다. 이러한 음식을 먹으면 과도한 염분과 당분, 포화 지방 등이 체내에 축척되며 알레르기를 일으키기도 하고 발암세포를 만들기도 한다.

또한 공해로 인한 오염물질 및 살충제와 항생제 같은 약물, 인공 색소, 방부제 등의 독소도 신체로 유입되면 염증을 일으키는 치명적인 물질들이다. 따라서 가급적이면 유기농으로 재배한 신선한 제철식품을 먹고 깨끗한 공기를 마시는 것이 최선이다. 또한 음주와 흡연, 스트레스, 불규칙한 수면 등 독소를 만들어내는 생활 습관을 바꾸고 적절한 운동을 병행하는 것이 중요하다.

염증에 대한 관심과 치료는 평생 계속되어야 하는 만큼 주기적으로 염증 정도를 추적하고 염증을 줄이는 음식을 꾸준히 섭취하는 것이 중요하다. 불포화 지방산인 오메가-3와 오메가-6가 들어 있는 생선과 견과류, 정제하지 않은 곡류, 비타민과 무기질이 풍부한 채소, 저온에서 조리해 영양소가 살아 있는 음식 등이 염증 관리에 좋다.

채식 중에서도 곡류로 된 음식은 줄이고 채소와 과일을 많이 먹어야 한다. 특히, 채소의 섭취는 더욱 중요하다. 여기에 각종 해조물을 함께 섭취하면 건강에 더욱 유익할 것이다.

곡식에도 좋은 영양소들이 들어 있다. 그러나 곡식은 원칙적으로 몸을 산성으로 만들어주는 음식이다. 산성으로 된 몸은 피곤하면서 염증이 생기기 좋은 상태이다. 곡식에는 오메가−6이 들어 있기 때문에 염증을 증가시킬 수 있다. 곡식 섭취는 전 곡류로만 해야 하며 오메가−3의 보충을 받아야 한다.

한편, 거의 모든 음식은 가공처리의 과정을 거치게 되면서 덜 좋은 음식으로 되어 버린다. 원료가 되는 음식 속에 들어 있는 각종 좋은 영양소들이 모두 깎여 나가게 되면서 열량만 늘어나기 때문이다. 즉 비어 있는 칼로리만 늘어난 음식이 되어 비만증의 주원인이 되고 몸의 염증을 올려주게 된다.

2) 음식과 혈액

영양성분은 혈액에 녹아 몸 안에서 순환한다. 인체에 맞는 영양소는 세포가 이용하지만 인체에 해로운 물질에 대해서 알레르기 과민반응, 염증, 노폐물 축적(동맥경화, 결석), 심지어 암세포 등으로 반응하게 된다. 이러한 반응은 혈액에서 시작된다. 예를 들어 몸에 치사적인 노폐물이 흐르면 뇌세포와 심근세포에 심각한 손상을 주어 노폐물을 피부 밖으로 배출하는 과정에서 온몸에 발진이나 염증을 일으킨다. 암세포도 노폐물을 제대로 배출하지 못하기 때문에 생기는 증상의 일종이다. 혈액이 심하게 오염되면 그 방어작용으로 혈관은 내부에 종양을 만들어가면서 혈액의 순환을 부분적으로 차단하는 일을 벌인다.

　모든 생명의 뿌리도 혈액 안에 있지만, 질병의 뿌리도 혈액 안에 있다. 따라서 혈액의 역할을 이해하고, 혈액의 환경을 개선해 나가면 질병의 뿌리를 제거할 수 있을 것이다. 성경에서는 혈액과 생명의 관계를 다음과 같이 정의하고 있다.

　육체의 생명은 혈액 안에 있다(The life is in the blood)

　　　　　　　　　　　　　　　　　　　　　　　　　　　　— 레위기 17장 11절

　결론적으로 생명의 뿌리와 질병의 뿌리가 혈액 안에 있다. 혈중 박테리아의 형태가 적혈구를 공격하거나 모든 세포 내벽에 침착하거나 진입하여 각종 질환을 일으키는 것이다. 기본적으로 혈액 검사만 해도 건강 상태를 확인할 수 있듯이, 혈액의 건강은 노화와 수명에 중요한 요인이다.

　음식은 혈액의 산성화에 큰 영향을 준다고 앞에서 언급한 바 있다. 산성식품은 체내 여러 곳에 산성화 물질이나 노폐물을 축적시켜 병이나 노화를 촉진시키는 원인이 된다. 마신 물은 각 장기 조직에 침투하여 약 10분 후에는 피부 조직에까지 도달한다. 매일 산성수를 지속적으로 마시게 되면 조직과 전신의 세포에 악영향을 준다. 만성적인 스트레스와 함께 산성화 물질이 몸에 축적되면 세포의 노화와 더불어 세포 내외액의 산—알칼리 평형 조절기능을 떨어뜨리고 부진과 탈수를 촉진시켜 여러 가지 질환을 초래한다.

　현대인의 식생활을 보면 산성화 물질에 노출되어 있다고 할 만큼 많은 식품들로 넘쳐난다. 콜라, 사이다, 알코올류, 커피 등의 음료뿐만 아니라 동물성 포화지방산, 김치, 인스턴트음식, 항생제, 방부제, 설탕, 대기오염물질, 중금속 오염물질 등이 모두 산성 물질이다.

[표 4] 음식과 인체의 pH 농도

음식	pH 농도	음식	pH 농도
우유	6.5~6.8	스포츠 음료	6.5~7.0
콜라	2.5~3.0	정수기 물	4.5~6.0
커피	5.0~5.5	혈장	7.4
토마토 주스	4.0~4.5	위장액	1.2~2.5
식초	2.0~2.5	침	6.4~6.9
맥주	2.5~3.0		

오늘날 누군가는 하루 종일 산성 음식만 몸에 집어넣고 있을지도 모른다.

산성수와 산성화 식품을 다량 섭취하게 되면 혈액은 정상적인 알칼리성을 유지하기 위해 폐와 신장이 세포 활동에 과부하를 주게 된다. 과부하를 견뎌내지 못하면 탈수가 일어나 혈액은 고점성화되면서 혈액의 환경은 악화된다. 혈액의 고유기능인 이동과 배설 그리고 면역 기능이 떨어지면 노폐물의 축적(산성화·독성화)이 일어나 질병이 생기는 것이다.

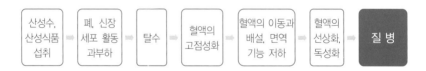

건강한 혈액은 약알칼리성을 가지고 있다. 그러나 극심한 육체 피로와 스트레스, 만성질환을 가진 사람의 혈액을 조사해 보면 대체로 산

성 상태이다. 혈액이 산성화되면 콜레스테롤과 지질이 엉기면서 과산화질산이 발생하고, 검은 색을 띠며 점성이 높아진다. 즉, 피로 물질과 독성이 활성산소와 혼합되면서 혈액이 산성화되는 것이다.

혈액의 산성화와 독성화는 혈액을 통한 산소 공급을 방해하고, 산소 결핍을 일으킨다. 또한 산성 노폐물은 암과 심근경색 또는 뇌경색을 일으키기도 한다. 따라서 산성화된 체질을 약알칼리성으로 회복하는 것은 건강을 회복하고 유지하는 데 중요한 방법의 하나이다.

이를 위한 방법은 약알칼리성 음료와 음식을 지속적으로 섭취하는 것이다.

알칼리성 음식은 채소 및 과일류, 잡곡류, 미네랄 식품, 비타민, 오메가-3 등이다. 혈액의 산성화를 막기 위해서 작동하는 산−알칼리 평형조절 시스템은 세포, 신장, 폐에 있다. 이 말은 달리 보아 건강한 세포, 건강한 신장과 폐가 인체의 건강과 노화에 중요한 역할을 한다고 생각할 수 있다. 따라서 세포, 신장, 폐를 혹사시키지 않으려면 알칼리성 음식을 섭취하는 것이 건강 유지의 비결이라고 할 것이다.

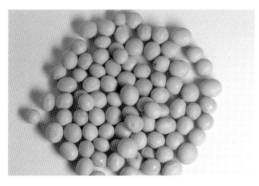
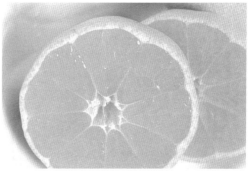

몸을 알칼리성으로 만들어주는 요인들

　질병을 이기고 주어진 수명동안 건강한 몸을 가지려면, 알칼리성 음식의 섭취뿐만 아니라 또 다른 요인이 있다. 이는 성경 말씀에 근거로 다음과 같이 정리할 수 있다.

① 선한 말

　성경(잠 16 : 24)에 의하면 "선한 말은 꿀 송이 같아서 마음에 달고 뼈에 양약이 되느니라."라는 표현처럼 즐거운 마음, 선한 말, 좋은 말, 긍정적인 말은 약이 되어 우리 몸을 알칼리성 체질로 만든다. 나쁜 말을 하고 화를 내며 스트레스를 받으면, 산성 피를 만들고 산성 체질이 된다.

② 즐거운 마음

　성경(잠 17 : 22)에서 "마음의 즐거움은 양약이라도 심령의 근심은 뼈로 마르게 하느니라."라고 표현되고 있다. 긍정적인 생각, 감사하는 평화로운 마음이 우리 몸에 양약이 된다는 것이다. 부자는 부자대로 가난한 사람은 가난한 사람대로 근심 걱정이 있다. 돈이 즐거움을 주는 것이 아니다.

③ 웃음과 포옹

　사랑하고 포옹하고 웃으면 알칼리성 체질이 된다. 남편과 아내는 서로 위로하고 포옹하라. 그리고 많이 웃어라. 이 방법은 돈이 들지 않는다.

④ 좋은 음악

　아름다운 음악은 우리 몸을 기쁘게 하고 약이 된다. 즐겁게 찬송을 부르거나, 악기를 연주하는 것도 정신 건강에 매우 좋다. 여가생활은 심신을 치료한다.

⑤ 자연 속의 삶

　자연 속에 사는 것, 숲을 거닐고 흙을 밟는 것은 우리 몸을 알칼리성으로 만드는 데 큰 효과가 있다. 도시의 공해를 떠나서 신선한 공기를 자주 마시도록 하자.

　산소는 우리 몸의 산성 물질을 알칼리로 빨리 환원시켜준다.

⑥ 부드러운 마사지

경직된 근육을 이완시켜주는 것이 좋다. 혈액순환이 활발하게 잘 되어야만 몸이 알칼리성으로 바뀐다.

⑦ 즐겁게 할 수 있는 일

내가 잘 할 수 있는 일을 하면서 노력하는 삶이 건강에 도움된다. 장수하는 사람들의 특징은 젊었을 때 했던 일을 지속하는 삶의 양식을 가지고 있다는 것이다. 이들은 체력의 저하로 젊었을 때처럼 오랜 시간 일에 집중할 수 없을지라도 꾸준히 움직이며 일을 한다는 특징이 있다.

⑧ 자연을 보는 일

인간은 자연과 더불어 사는 존재이다. 아름다운 꽃과 나무들은 창조주의 솜씨를 상기시켜 주고 그 솜씨에 놀라 감탄하며 즐거워하게 만들어 우리 몸에 엔돌핀을 나오게 한다.

⑨ 진실한 친구와의 대화

마음이 통하는 친구와 나누는 좋은 대화는 우리의 정신 건강에 긍정적인 효과를 가져 온다.

⑩ 많은 엽록소의 섭취

엽록소를 많이 섭취하려면 생채소와 푸른 채소들을 많이 먹어야 한다. 야채 주스도 이롭다. 마음껏 먹어도 부담이 없다. 푸른 채소에는 엽록소, 곧 클로로필(chlorophyll)이 들어 있다. 식물의 잎은 햇볕을 받으면 탄소동화 작용을 한다. 그때 만들어지는 것이 클로로필이다. 밭의 식물들은 다 엽록소인 클로로필을 가지고 있다. 엽록소는 우리 몸에 꼭 필요한 영양소이다. 엽록소, 클로로필이 소화되면 헤마틴으로 변하는데 이것은 헤모글로빈을 형성한다.

헤모글로빈은 적혈구의 구성 성분이다. 피는 골수에서 만들어진다. 클로로필을 구성하고 있는 요소는 탄소, 산소, 질소, 마그네슘 등등이다. 한 개의 적혈구에는 200~300개의 헤모글로빈이 들어 있다. 헤모글로빈에 들어 있는 요소는 엽록소에 들어 있는 구성 성분과 같다. 그러므로 푸른 색 채소, 씨 맺는 채소와 열매들이 피를 만든다고 할 수 있는 것이다.

3 천연 콜레스테롤 강하제 음식

현대사회에서 사망률 1위를 달리고 있는 심혈관계 질환으로 심장마비를 일으키는 3가지의 중요 요인은 고혈압, 흡연, LDL-콜레스테롤이다. 철저한 금연과 함께 적당한 운동을 하면서 식탁의 메뉴를 효과적으로 바꾼다면 심장마비의 공포에서 벗어날 수 있다.

오늘날 우리 식탁에서 육식이 차지하는 비율이 증가하면서 현대인들의 콜레스테롤 수치는 크게 증가하는 추세에 있다. 일반적으로 콜레스테롤의 수치가 200mg / dl 이하를 정상으로 간주하지만, 플래밍햄 심장연구 보고서에 의하면 콜레스테롤 수치를 150mg / dl 정도로 유지할 때 심장마비의 확률이 거의 0%에 가깝게 저하되는 것으로 나타났다.

콜레스테롤 수치를 정상 수치로 유지하는 것은 심장마비 예방뿐만 아니라, 우리 몸의 전반적인 건강에 매우 커다란 유익을 가져다준다. 식사를 균형 있는 채식으로 바꾸고, 다음에 소개하는 100% 천연 콜레스테롤 강하제를 꾸준히 섭취해 보자.

1) 용해성 섬유질

하루에 사과 한 개를 먹고, 한 컵의 랜틸(lentils) 콩을 섞어 지은 현미밥을 먹으면 콜레스테롤 수치가 낮아지며 HDL과 LDL을 최적의 수준으로 조절할 수 있다. 마른 콩, 완두콩, 보리, 오트, 감귤류, 홍당무 등에 함유된 용해성 섬유질은 콜레스테롤 강하제로서 놀라운 역할을 한다.

2) 불포화 지방

거의 모든 종류의 동물성 기름은 포화지방이다. 동물성 기름은 인체에 해롭다. 하지만 지방이라고 해서 모두 인체에 해로운 것이 아니다. 연구 결과에 의하면 불포화 지방은 체내에서 오히려 콜레스테롤을 낮추어 주는 역할을 한다. 올리브유, 카놀라유, 너트, 아보카도, 올리브, 아몬드, 땅콩, 피칸, 마카다미아, 캐슈 넛 등은 양질의 불포화 지방을 함유하고 있다. 또한 진한 녹색 잎의 야채들, 플랙씨드(flaxseed), 호두와 같은 천연 식품에 함유된 오메가-3 지방산은 혈중 지방을 낮추어주고 피가 뭉치는 것을 방지해 준다.

미국 심장학회에서는 콜레스테롤로 인한 심장마비를 방지하기 위하여 모든 포화성 지방을 불포화성 기름으로 대체하는 식사법을 추천하고 있다. 한 가지 주의할 점은 불포화성 기름일지라도 조금씩 섭취해야 하며, 요리할 때 뜨거운 불에 튀기거나 볶으면 지방의 성질이 인체에 유해한 것으로 바뀌거나 변질된다는 사실이다. 따라서 불포화성 지방은 천연 상태 그대로 섭취하는 것이 가장 바람직하다.

3) 피토에스트로겐

식물에 함유된 피토에스트로겐이라는 성분은 인체 건강에 놀라운 유익을 준다. 래드 클로바, 알파파, 그리고 콩 종류에 함유되어 있는 피토에스트로겐은 항암 작용뿐만 아니라 건강을 유지하는 데 도움을 준다. 콩에 함유된 이소플라본은 콜레스테롤의 수치를 조절해주는 호르몬과 같은 작용을 한다.

Mono Column

미국심장학회가 발표한 콜레스테롤을 낮추는 10대 식품

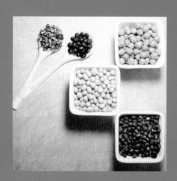

① 표고 버섯(Shitake Mushrooms) : 동물실험 결과 표고버섯에 있는 에리타데닌 (eritadenine)이 콜레스테롤 수치를 낮추는 것으로 나타났다.
② 호두(Walnuts) : 호두에는 심장에 아주 좋은 오메가-3 지방산이 들어 있다.
③ 콩(Uncooked Soy) : 효소 활동을 증가시켜 콜레스테롤을 낮추는 효과가 있다.
④ 블루베리(Blueberries)
⑤ 연어(Salmon) : 오메가-3지방산이 풍부하여 나쁜 콜레스테롤(LDL-C)을 낮추 고 좋은 콜레스테롤을 높인다.
⑥ 마늘(Garlic), 양파 : 규칙적인 마늘의 섭취는 좋은 콜레스테롤(HDL-C)을 높 이고 나쁜 콜레스테롤을 낮춘다.
⑦ 아보카도(Avocado)
⑧ 검은 콩(Black Beans) : 식이섬유가 풍부하여 콜레스테롤에 효과가 좋다.
⑨ 사과(Apples)
⑩ 녹색잎채소(Dark Green, Leafy Vegetables) : 과일과 채소를 많이 먹는 사람이 적게 먹는 사람보다 나쁜 콜레스테롤 수치가 훨씬 낮은 것으로 밝혀졌다. 특히 시금치와 같은 녹색잎 채소가 가장 좋다.

4 건강한 노화에 도움이 되는 음식들

1) 신선한 야채, 과일

노인 건강에 도움이 되는 대표적인 식품에는 비타민 A, C, E가 들어 있는 신선한 야채와 과일로 토마토, 부추, 당근, 브로콜리, 녹색잎 채소, 물냉이, 살구, 오렌지, 파파야, 딸기 등이 있다.

이들 노화 방지 식품들은 체내 산소가 에너지로 바뀌는 과정에서 생기는 유리기의 생성과 그 폐해를 차단함으로써 피부의 조기 노화를 방지한다.

자유라디칼은 피부 손상과 주름살의 원인으로 기억력 저하, 심장 및 순환계 질환, 암 등과 같은 다양한 노화 증상을 불러온다. 이러한 자유라디칼을 막아주는 신선한 야채와 과일을 매일 섭취하도록 하자. 또한 마늘과 양파 역시 훌륭한 노화 방지 식품으로 면역계 강화에 효능이 있다.

🗨 토마토
항암능력과 저항력을 키워주는 식품

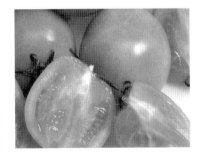

토마토의 주요 성분은 세포에 축적되는 활성산소종을 제거, DNA 손상을 막아주므로 전립선암을 비롯한 각종 암의 발생 위험을 줄인다. 토마토에 풍부한 라이코펜의 항암능력은 카로틴보다 두 배나 뛰어난 것으로 알려져 있다. 토마토에는 비타민 C도 풍부해서 감기 바리어스, 스트레스 등에 대한 저항력을 높여준다. 토마토는 100g당 열량이 20kcal밖에 되지 않아 다이어트에도 좋다.

먹는 방법

토마토는 푸를 때 따서 억지로 익힌 것보다는 잘 익은 다음에 딴 완숙 토마토가 더 좋다. 완숙 토마토는 라이코펜 성분도 더 많다. 토마토는 보통 그냥 먹거나 주스로 마시지만 올리브오일 등의 기름에 살짝 볶아서 먹으면 라이코펜 흡수가 촉진된다. 사 먹는 토마토는 주스에는 당분이 많으므로 직접 갈아 마시는 것이 가장 좋다.

토마토에 설탕을 넣어 먹으면 토마토 속의 비타민 B1이 설탕 대사에 사용돼 다른 탄수화물 대상에 이용되지 못하는 문제가 생긴다. 차라리 소금을 조금 넣으면 토마토의 맛을 더하기도 하고 비타민의 소화를 돕는다. 단 냉증이 있거나 설사를 한다면 토마토를 하루 3개 이상은 먹지 않는 게 좋다.

🗨 양배추
위장을 튼튼하게 하는 알칼리 식품

양배추는 당근, 단호박 등과 함께 베타카로틴과 비타민 C가 풍부해 점막을 정상적으로 유지하고, 암세포를 정상세포로 환원시킨다. 특히 양배추의 비타민 C는 위암을 일으키는 니트로소아민을 무력화해 암을 예방한다. 양배추를 살짝 데쳐 먹으면 흡수율이 다섯 배나 높아진다.

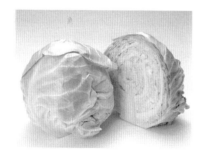

먹는 방법

양배추의 항암 효과를 보기 위해서는 하루에 약 90g 정도를 섭취해야 한다. 이때 양배추를 익히지 않고 적은 양이라도 생으로 먹는 것이 효과적이다. 하루에 80~400cc의 양배추 즙을 마시면 항암효과를 기대할 수 있다.

마늘

양·한방 모두가 인정하는 최고의 항암식품

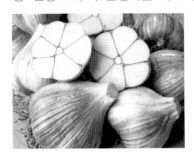

『타임』지가 선정한 10대 건강식품으로 꼽히는 마늘은 양, 한방 모두 그 효과를 인정한다.

마늘은 발암물질의 대사 활성화를 억제하거나, 해독을 촉진시키는 등의 항암 효과가 있다. 마늘을 먹었을 때 암 세포에 대한 항균력이 160%나 높아졌다는 보고도 있다. 주성분인 알리신 외에 스코르진, 알리인 등은 항균물질로 다양한 세균 감염으로부터 우리 몸을 보호한다. 알리신 1mg은 15단위의 페니실린 항균력과 맞먹으며, 마늘이 살균력을 발휘하는 세균은 무려 72가지나 될 정도다. 마늘은 위액의 분비를 촉진시키고, 혈중 콜레스테롤을 낮추는 역할을 하기 때문에 동맥경화를 억제하는 효과도 기대된다.

먹는 방법

한방에서는 손발이나 아랫배가 찬 사람에게 더 좋은 식품으로 마늘을 권한다. 하지만 마늘은 성질이 뜨거운 식품이므로 몸에 열이 많아 얼굴이 자주 달아오르거나 혀, 목, 입 등에 염증이 자주 발생하는 사람은 먹지 않는 것이 좋다. 마늘은 생으로 먹거나 익혀 먹으나 항암 효과에는 큰 변화가 없다. 생마늘이 싫으면 구워서 먹거나 장아찌 등으로 먹는다. 시중에는 구운 마늘로 만든 건강보조 식품도 많이 나와 있다. 생마늘은 하루 한쪽, 익힌 마늘인 경우에는 하루 두세 쪽 정도가 적당하다. 논 마늘보다는 밭 마늘의 항암 효과가 더 우수하다.

2) 미정백 곡물

귀리, 현미, 기장, 보리 등은 섬유질을 제공하고 비타민 E, 아연, 셀레늄의 주 공급원이 되는 곡물이다.

- 아연 : 면역성을 높이고 비타민 A, C, E, 미네랄인 셀레늄, 구리와 함께 노화 속도를 늦춘다. 맥아, 미정백 곡물, 콩, 생선, 조개, 해바라기 씨, 브라질 호두에 많이 들어 있다.
- 셀레늄 : 아연과 마찬가지로 콜라겐의 파괴를 막아 주름살 및 기타 노화 증상을 예방한다. 브라질 호두에 많으며 마늘, 양파, 브로콜리, 미정백 곡물, 생선, 조개에도 들어 있다.
- 구리 : 피부에 중요한 미네랄이다. 햇빛으로 인한 피부 손상을 방지하고 피부 탄력을 유지해 준다. 참새우와 조개, 견과류, 콩에 많이 들어 있다.

3) 견과, 씨앗

견과나 씨앗은 항암과 노화 억제 효과에 뛰어나다. 또한 이들 식품은 비타민 E, 아연, 셀레늄을 공급한다. 아마인은 기름기가 많은 생선처럼 필수지방산이 풍부하며, 브라질 호두는 셀레늄 함량이 매우 높다.

견과류에 들어 있는 엘라직산은 암의 진행과 촉진작용을 방해한다. 비타민 E도 항암 효과와 함께 노화를 억제하는 효과가 있다. 리놀렌산과 같은 불포화지방산은 동맥경화를 일으키는 나쁜 콜레스테롤(LDL)을 낮춰준다.

호두, 잣, 은행, 땅콩, 아몬드 등의 견과류는 일주일에 2~4회 이상

먹어야 효과가 있다. 하지만 이들 견과류는 칼로리가 높기 때문에 너무 많은 양을 먹으면 살이 찔 수 있다.

비타민 E가 가장 많은 것은 아몬드이다. 땅콩이나 호두 등은 껍질을 까서 두면 산화되므로 반드시 밀폐 용기에 담아 냉동 또는 냉장 보관을 한다. 반대로 은행은 껍질을 안 깐 것일수록 쉽게 산화하므로 껍질을 벗겨서 냉동 보관해야 한다.

4) 생선 및 양질의 단백질

관절을 튼튼하게 하고 뇌 기능을 향상시키는 지방산이 풍부한 연어, 참치, 정어리 등을 일주일에 2~3회 먹는다. 육류, 치즈, 달걀, 유전자 조작을 하지 않은 콩과 두부 같은 콩으로 만든 제품에도 단백질이 풍부하다. 특히 콩 제품은 폐경기가 진행 중이거나 이미 끝난 여성들에게 좋다.

5) 녹차

녹차는 노화방지제가 들어 있는 훌륭한 식품으로 심장병과 암 예방에 좋다. 특히 위암 예방에 좋고 협심증에도 효과적이다. 주성분인 폴리페놀이 발암물질과 결합하여 활성을 억제함으로써 항암 효과를 발휘한다.

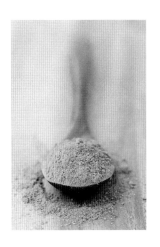

일본의 녹차 생산지인 시즈오카현의 한 마을에 암환자가 거의 없는 것이 녹차를 많이 음용하기 때문이라는 역학 조사 결과도 있다. 녹차의 쓴맛과 떫은 맛 성분은 위장 점막을 보호하고 위장 운동을 활발하게 해 위암 발생률을 낮춘다. 또 녹차를 마시면 두 시간 이내 혈관 내피세포의 기능이 호전되어 혈관이 확장되므로 협심증에도 좋다.

요즘에는 가루 녹차 제품이 나와 찬물에 타 마실 수도 있어 간편하다. 잎을 우려내서 차를 마시면 녹차에 함유된 영양분을 60%밖에 섭취하지 못한다. 반면 가루 녹차를 타서 마시는 경우 식이섬유, 비타민 A·E, 엽록소는 물론, 지용성인 카로틴 성분까지 모두 흡수할 수 있다. 그러나 하루에 5잔 이상 마시거나 오후 4시 이후에 마시면 불면증 때문에 스트레스가 쌓일 수도 있다.

잎은 잘게 썰어 밥이나 반찬에 뿌려 먹어도 된다.

6) 해조류

해조류는 각종 암과 성인병 예방에 탁월한 효과를 발휘한다. 또한 해조류는 신진대사를 촉진해 나쁜 조직의 발생을 억제하고 노화를 방지한다. 따라서 해조류는 나이가 들면서 많이 나타나는 다양한 암에 대해서도 어느 정도 항암 효과를 발휘한다. 실제로 미역, 다시마, 녹미채 등의 갈조류에 함유된 U-푸코이단이라는 다당류에는 암세포를 물리치는 작용이 있다는 연구 결과도 있다.

해조류는 콜레스테롤을 줄여 고혈압, 동맥경화, 심장병과 같은 성인병에 불안을 느끼는 사람에게도 좋다. 해조류를 자주 먹으면 섬유질이 위벽을 자극해 변비가 쉽게 사라지고 피부도 매끄러워진다. 수용성 식이섬유인 알긴산은 발암물질을 흡착해서 체외로 배설시키는 작용도 한다.

미역이나 다시마, 김, 파래 등의 해조류를 자주 식탁에 올리도록 하자. 주로 국을 끓여 먹는 미역의 경우 무침이나 쌈, 자반 등으로 조리법에 변화를 주면 질리지 않고 먹을 수 있다.

7) 물

하루 2리터 이상의 물을 마신다.

물은 체내 수분을 보충해 주며, 불순물, 노폐물을 몸 밖으로 배출하여 혈액순환을 돕는다.

아래 표는 노화방지에 효과적인 음식들을 증상별로 정리해 보았다. 좋은 음식을 적극 추천하는 바이지만, 음식이란 조화로울 때 완벽한 것이다. 적당량을 골고루 그리고 꾸준히 섭취하는 것이 바람직하다.

[표 5] 노화로 나타날 수 있는 증상에 따른 좋은 음식

증 상	내　용	좋은 음식
골다공증	대비해 두지 않으면 나이가 듦에 따라 뼈의 손실이 일어나 골다공증이 생긴다. 칼슘이 풍부한 음식을 먹는 것이야말로 뼈를 튼튼하게 유지하는 가장 좋은 방법이다. 칼슘의 흡수를 돕는 비타민 D를 충분히 섭취하는 것이 중요하다.	오이, 브로콜리, 시금치, 호박씨, 요구르트, 파슬리, 생강, 고추, 올리브유
관절 이상	관절을 유연하게 유지하려면 항산화제가 풍부한 견과류와 씨앗류, 지방이 풍부한 생선과 함께 과일, 채소를 많이 먹어야 한다. 고추처럼 매운 음식은 관절의 통증을 줄이는 데 도움이 된다.	사과, 파인애플, 체리, 아보카도, 참깨, 참기름, 해바라기씨, 연어, 청어, 굴, 파슬리, 생강, 고추, 파프리카, 맥아, 올리브유
기억력 감퇴	몸과 마음이 늙어 감에 따라 신체도 뇌세포가 일하는 데 필요한 화학물질의 양을 적게 만든다. 그래서 저장 정보를 다시 불러내기가 힘들어지는 것이다. 연구 결과에 의하면 비타민 E와 마그네슘은 기억력이 감퇴하는 것을 예방해 준다. 그중에서도 특히 비타민 C, E와 미네랄이 풍부한 식품들이 뇌에 힘을 주고 활성화한다.	망고, 무화과, 비트, 피망, 케일, 시금치, 양배추, 물냉이, 호두, 해바라기씨, 호박씨, 통밀, 기장, 연어, 참새우, 청어, 굴, 달걀, 파슬리, 고추, 인삼, 은행나뭇잎, 맥아, 올리브유
시력 감퇴	맑고 깨끗한 눈을 유지하고 싶다면 당근을 먹으라는 말이 있다. 많은 논문에서 화려한 색을 가진 과일과 채소들이 비타민 A, C, E와 루테인 등을 비롯한 항산화제를 갖고 있다고 주장하고 있다. 이들은 빛의 밝기에 따라 우리 눈에서 렌즈 역할을 담당하는 수정체의 역할을 돕고, 황반(깨끗한 시야를 갖는 데 필요한 눈의 한 부분)의 기능을 강화하며 눈의 수분을 유지해 준다.	살구, 블루베리, 석류, 체리, 비트, 피망, 케일, 근대, 당근, 호박, 참깨, 보리, 양고기, 양고기, 달걀, 바이오 요구르트

불면증	수면의 질은 용모와 느낌을 결정하는 요소이다. 숙면을 취하면 신체적, 정신적으로 좋을 뿐만 아니라 눈과 피부, 모발이 건강하고 밝아진다. 숙면을 취하려면 적어도 잠자리에 들기 5시간 전에 커피를 마시거나 초콜릿 같은 자극적인 음식을 먹지 말아야 한다. 이들 식품은 수면 패턴을 방해하고 혈당 수치를 높이기 때문이다. 간식을 먹을 때도 가능하면 혈당 수치를 안정적으로 유지해주는 천연 당이 함유된 음식을 먹는 것이 좋다.	포도, 오렌지, 건자두, 무화과, 시금치, 고구마, 아몬드, 땅콩, 호박씨, 통밀, 렌즈콩, 강낭콩, 대구, 굴, 닭고기, 파슬리, 생강, 코코넛 오일
소화 불량	나이가 들면 어쩔 수 없이 소화 능력에도 문제가 생긴다고 생각하지 마라. 소화기계를 좋게 하기 위해서는 섬유질이 풍부한 음식을 즐겨 먹고, 물을 많이 마시는 습관이 중요하다. 속이 불편하고 식도가 타는 듯한 느낌 등 소화 불량 증상으로 고통받고 있다면 치즈나 육류처럼 산을 생성하는 식품의 섭취는 가능하면 줄이고 소화를 돕는 엔자임과 섬유질이 풍부하게 들어 있는 음식을 많이 먹는 것이 좋다.	포도, 파파야, 바나나, 블랙커런트, 그레이프후루츠, 물냉이, 양배추, 당근, 아몬드, 통밀, 현미, 기장, 메밀, 병아리콩, 요구르트, 마늘, 생강, 민들레, 고추
심장병	콜레스테롤 수치를 높이고 동맥 경화를 일으키는 포화 지방산이 들어 있는 식품을 가능하면 섭취하지 않는 것이 심장을 건강하게 유지하여 오래 살 수 있는 방법이다. 건강에 좋은 단일 지방산을 요리에 사용하고, 플라보노이드와 다량의 섬유질이 들어 있는 식품을 많이 먹는 것이 좋다.	포도, 파파야, 그랜베리, 석류, 아보카도, 피망, 양파, 버섯, 양배추, 아스파라거스, 근대, 아몬드, 캐슈너트, 땅콩, 오트밀, 보리, 메주콩, 정어리, 굴, 녹차, 마늘
정맥류	정맥류는 피부 표면 가까이에 있는 정맥이 꼬이고, 커져서 피부 표면으로 드러나는 것이다. 대부분 다리와 발목 주위에 그 증상이 나타난다. 일반적으로 정맥의 단방향 밸브들은 심장 방향으로 중력에 반하여 혈액을 흘려보낸다. 그러나 그 밸브들이 제 기능을 발휘하지 못하면 울혈이 생기고, 압박이 증가해 정맥이 약해진다. 비타민 C가 풍부한 음식과 구리, 페놀 화합물이 많이 들어 있는 음식들이 정맥류 예방에 도움이 된다.	레몬, 호두, 녹차, 민들레
주름살	스트레스, 운동 여부, 흡연 여부, 자외선의 영향, 인공 태닝 등 라이프 스타일과 유전에 의해 20대 이후가 되면 주름살이 생긴다. 특히 눈 주변에 주름살이 심하게 잡힐 수도 있다. 주름살을 방지하려면 자외선으로 인한 손상을 최대한 줄이고, 피부 조직을 건강하게 하며, 비타민 A, C, E와 셀레늄이 풍부한 식품을 많이 먹어야 한다.	포도, 아보카도, 양파, 레디시, 아몬드, 캐슈넛, 참깨, 닭고기, 녹차
푸석한 머리카락	나이를 먹을수록 모낭은 천천히 휴지기에 들어간다. 이것은 남성과 여성 모두에게 자연적인 현상이다. 철분과 비타민 A가 풍부한 음식은 모낭에 영양분을 주고 머리카락이 굵고 윤기 있게 만들어준다.	건자두, 시금치, 물냉이, 근대, 아몬드, 참새우, 고기, 간
피로	항상 피곤하다고 느끼는 사람은 빈혈에 걸릴 가능성이 높다. 빈혈은 적혈구에 있는 산소를 운반하는 헤모글로빈의 양이 줄어들었을 때 나타난다. 허약 창백하고 피로가 계속될 때 철분과 B12가 풍부한 음식을 먹으면 나이에 상관없이 증상을 완화하는 데 도움이 된다.	시금치, 아몬드, 캐슈너트, 키노아, 렌즈콩, 강낭콩, 정어리, 양고기, 쇠고기

5 노화를 촉진하는 대표적인 식품

■ 신진 대사를 방해하는 식품들

- 포화지방, 트랜스지방
- 정제 설탕, 밀가루, 화학조미료
- 패스트푸드
- 술

현대인들은 엄청난 양의 육류를 섭취하고 있다. 미국인의 경우, 한 사람당 태어나서 죽을 때까지 21마리의 소, 14마리의 양, 12마리의 돼지, 900마리의 닭, 그리고 1000파운드의 물고기와 새 종류를 먹는 것으로 집계되었다.

해마다 참으로 엄청난 양의 육류가 식탁 위로 올라오는데, 경제적으로 부유한 나라들의 경우 대개 미국과 유사한 육식 현황을 나타내고 있다. 광우병과 같은 동물계의 질병이 그 한도를 넘어서고 있는 이때에 동물의 고기를 정밀 분석하여 그 안전도를 검사하는 일은 매우 긴요하다고 말할 수 있다. 과연 고기는 안전한 식품인가?

(1) 육류 산업

24시간마다 약 십만 마리의 소가 도살되어 식품으로 만들어진다. 통계에 의하면, 미국의 7살 난 어린이는 일주일에 약 1.7개의 햄버거를 먹으며, 13살의 소년은 일주일에 약 6.2개의 햄버거를 먹는 것으로 나타났다. 해마다 6억 7천만 개의 햄버거가 팔리고 있는데, 이는 매초마다 200명의 사람들이 햄버거를 사먹는 것이다.

이토록 인기 있는 식품인 햄버거에 사용되는 고기(ground beef)에 각종 화학 첨가제들이 채워져 있다는 사실을 아는 이는 별로 많지 않다. 만일 고기를 자연 그대로 슈퍼마켓에 내놓으면 아무도 그것을 사려고 하지 않을 것이다.

왜냐하면 고기의 색깔이 보기 흉하게 변색되기 때문이다. 고기의 붉은 색을 유지하고 변색을 방지하기 위한 목적으로 색소와 화학물질들이 사용된다. 붉은색 색소로는 양홍, 변색을 방지하는 화학물질로는 아질산염, 방부제로는 안식향 산염(benzoate), 그리고 아황산염 등과 같은 각종 첨가제가 사용된다. 이러한 화학물질은 고기가 부패할 때 나는 악취를 제거해주며, 신선하게 보일 수 있도록 붉은색의 유지를 도와준다. 아황산염은 비타민 B를 파괴하는 독성물질로서 소화기와 다른 기관에 상당한 문제를 일으킬 수 있다. 전문 음식점에서 파는 햄버거의 경우, 니코티네이트(nicotinate)라는 화학물질이 고기의 붉은색을 유지시키기 위해서 햄버거 고기에 섞이는 경우도 있다. 이러한 화학물질은 어떤 주에서는 사용을 금지하고 있지만, 미국 내 37개 주에서는 이들 화학물질의 사용을 허가하고 있다. 고기를 먹을 때 인체 내로 들어가는 아질산염 같은 화학물질은 대표적인 발암물질 중의 하나로 분류되고 있다는 사실을 주목해야 한다.

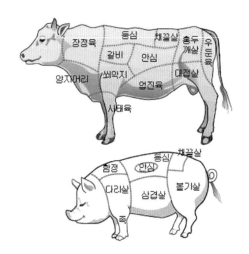

즉, 고기 자체는 적당량 먹는 것이 인체 건강 유지에 도움이 될 수 있겠지만, 상품화 되는 과정에서 발생하는 화학 처리로 인해 건강에 악영향을 미칠 수 있는 것이다.

(2) 고기에 포함된 항생제

1974년, 미국인들이 먹고 있는 식품 중에 포함되어 있는 화학물질인 식품첨가제의 양이 약 십억 파운드에 육박하고 있다는 사실이 밝혀졌다. 이러한 양은 미국인 한 사람에게 평균적으로 약 5파운드 이상의 식품첨가제가 체내로 투입된다는 점에 문제의 심각성이 크다.

지난 20년 동안 식품첨가제의 양과 종류는 급속도로 증가해왔다. 식용 동물을 짧은 시간에 더 많은 무게를 나가게 만들어 이윤을 극대화하는 것이 기업의 생리이다. 각종 호르몬을 이용하여 정해진 시간 내에 보다 빠른 성장과 더 많은 고기를 얻어내는 기술이 끝없이 발전해 왔다. 1970년 한 해 동안, 미국 내에서만 약 1300톤의 항생제가 가축들에게 투여되었다. 오늘날 사용되는 동물 사료의 99%에는 각종 화학적 첨가물이 함유되어 있다.

세계보건기구에서 발간한 책자에 따르면 이제는 물고기와 닭고기를 장기간 보존하기 위한 방부제로 항생제가 사용되고 있다. 공장에서 도살된 닭들은 즉시 약품에 담가지며, 물고기들은 바다에서 잡히는 즉시 항생제 용액이 담긴 통에 보관된다. 때때로 육우들은 도살되기 직전에 항생제를 주사하여 고기와 피에 항생제가 스며들도록 만든다.

사용된 약품이 완전히 제거되지 않는다면, 식품으로 포장된 고기 속에 이러한 약품과 항생제들이 남아 인체에 부정적인 영향을 주게 된다. FDA가 허가한 약 1000여 종 이상의 약품들과 화학물질들은 동물의 고기를 식품화하는 과정에 사용되고 있다. 동물의 고기가 상업화되면서 엄청난 이윤이 육류 산업에서 발생한다. 때문에 정부와 식품회사들은 여러 가지 위험을 무릅쓰고서라도 이러한 약품과 항생제들의 사용을 밀어부치고 있다.

1974~1976년 사이에 미국 농림부에서는 임의로 선택한 육류의 14%에서 한도 표준을 넘어선 양의 약품과 살충제들을 확인했다는 보고서를 발표하였다. 보고서에서도 동물의 고기를 식품화하는 과정에 사용된 약품에 문제가 있음을 지적하였다.

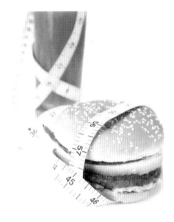

(3) 암과 육식

지난 100년 동안 육류의 사용량은 4배나 증가했다. 우리의 인체는 섭취하는 음식의 에너지로 유지되고 구성되는데, 대부분의 질병은 우리가 무엇을 어떻게 먹는가에 따라서 발생된다. 현대인의 무서운 질병인 암 역시 식품과 깊은 관련이 있다.

오늘날 현대인들이 선호하는 동물성 식품에는 몇몇 종류의 발암물질들이 포함되어 있다. 육류에 포함되어 있는 화학물질들은 신체 내에서 여러 가지 부정적인 결과들을 초래한다. 특히 고기의 변색을 방지하기 위해서 사용되는 아질산염 (sodium nitrite)은 신체 건강에 치명적인 해를 가할 수 있는 물질로 분류된다. 더욱 중요한 사실은, 식품 속에 함유된 아질산염과 암의 발병에 사이에 분명한 연관이 있다는 사실이 동물 실험을 통해서 속속 확인되고 있다는 점이다. 아질산염은 핫도그, 햄, 베이컨, 포장된 육류에 사용된다.

(4) 질병에 시달리는 가축들

질병의 종류가 급속하게 늘어나는 것처럼, 동물계도 여러 가지 질병에 시달리고 있다. 도축장에서 도축되는 소들 중 약 10~30%에 해당하는 소의 간에서 종양이 발견되고 있다.

USDA에서 발표한 보고서에 의하면, 눈 암에 걸려 있거나 각종 종양에 걸려 있는 소고기가 수백만 파운드씩 슈퍼마켓으로 나오고 있다. 도살된 소는 눈으로 판별하여 병든 부위만을 제거한 다음, 나머지는 그대로 슈퍼마켓의 매장으로 내보낸다. 정부와 도살업자들은 병든 부위를 제거하면, 나머지 부분은 인체의 건강에 아무런 해를 끼치지 않는다고 주장한다. 그 같은 주장은 과학적으로나 의학적으로 전혀 설득력이 없는 설명이다.

정부 보고서에 의하면, 한 해 동안 암에 걸려 있거나 결핵에 걸린 2백 4십만 마리의 소들이 병든 부위만을 제거한 채 식품으로 출하되고 있다고 한다.

(5) 육식 섭취를 주의해야 하는 이유

① 혈압을 올린다

채식주의자의 식단에 고기를 첨가하였더니, 11일 만에 혈압이 올라가는 현상이 발견되었다. 첫 번째 실험을 마친 후, 다시 원래의 채식으로 돌아간 결과, 혈압이 정상으로 회복되는 것을 발견하게 되었다.

② 소화시키기 어렵다

모든 종류의 동물성 단백질은 소화시키기 어렵다. 동물성 단백질의 소화가 어려운 이유가 몇 가지 있으나 주요한 이유는 육식동물과 사람의 소화효소 분비체계가 다르다는 점이다. 육식 동물은 체내에서 요산분해효소를 분비하지만, 사람은 체내에서 요산분해효소를 분비하지 않는다. 때문에, 고기를 소화시키려면 채식보다 약 2배 이상의 시간이 소요된다.

③ 요산이 함유되어 있다

고기에서는 특이한 냄새가 난다. 이것은 고기에 요산이 함유되어 있기 때문이다. 요산은 관절염의 일종인 통풍을 일으키는 주요 원인이 된다. 요산이 콩팥에 의해서 신속하게 체내에서 제거되지 않으면, 신체 내에 축적되어 통풍을 일으키거나 콩팥이나 담낭에서 결석이 만들어진다.

④ 독성 노폐물

동물의 시체에는 대사 작용의 결과 생기는 많은 양의 노폐물들이 세포 내에 축적되어 있다. 1파운드의 소고기에는 약 0.91그램의 요산 성분이 함유되어 있다. 이러한 노폐물은 채소나 과일의 단백질에서는 찾아볼 수 없는 것들이다. 이러한 노폐물들은 유해 성분을 함유하고 있기 때문에 신체에 많은 해를 끼친다. 의사들이 중병에 걸린 환자들에게 육식을 금하는 이유도 바로 이 때문이다.

⑤ 10배나 많은 살충제의 양

고기에는 과일이나 채소에 뿌려진 살충제보다 10배나 많은 양의 살충제가 함유되어 있다. 이러한 살충제 성분은 동물들이 살아 있는 동안 먹었던 것들을 통해서 들어와서 축적된 것인데, 육류에서 발견되는 살충제의 양이 점점 더 많아지고 그 농도도 증가하고 있다.

⑥ 고기에는 섬유질이 부족하다

과일, 채소, 각종 곡물에는 풍부한 섬유질이 고기에는 부족하다. 그러므로 육식은 대변을 딱딱하게 만들 뿐만 아니라, 대변을 비정기적으로 배설하도록 만든다. 결과적으로 육류의 섭취는 변비에 걸리게 만든다.

⑦ 고기에는 포화지방의 양이 많다

물고기를 제외한 모든 동물성 지방과 우유 제품에는 많은 양의 포화지방이 함유되어 있다. 포화지방은 혈중 콜레스테롤을 높일 뿐 아니라, 혈관의 경화현상을 가속화하고, 심장마비, 뇌출혈을 야기한다.

건강한 식생활을 위한 Ａ Ｂ Ｃ Ｄ Ｅ

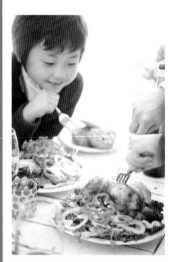

A : Adequacy of diet(적당한 식사)

B : Balance in diet(식사 균형)

C : Calorie control(에너지 조절)

D : Diversity in food choice
   (다양한 음식 선택)

E : Exercise(규칙적 운동)

2. 성격

성격이란 삶을 살아가는 방식과 행동 양식을 뜻한다. 성격은 노화와 질병에 매우 중요한 요소 중의 하나이다. 어떤 사람들은 노년을 긍정적으로 받아들이고 즐겁게 인생을 살아가는 반면 어떤 사람들은 좀 더 나은 경제력과 신체적인 건강을 유지하면서도 우울하고 비참한 황혼기를 보낸다. 그 차이는 무엇일까?

심리학자들에 의하면 사람의 성격이란 스무 살이 지나면 거의 변하지 않는다고 한다. 그렇다고 해서 성인이 된 이후 성격이 반드시 변하지 않는다는 의미는 아니다. 왜냐하면 성격이란 도전이나 위기 상황, 그 밖의 다른 사건에 대해 어떻게 반응하느냐에 따라 변할 수 있기 때문이다.

성격은 생존의 중요한 요소 중 하나이다. 전쟁, 질병의 치료과정, 시험, 사건, 사고 등을 겪는 과정에서 인간의 성격은 중요한 역할을 한다. 100세 이상 장수하는 노인의 경우, 사랑하는 사람들의 죽음을 견뎌내며, 노화에 따른 한계를 안고 살아간다. 다가오는 죽음에 대한 두려움을 다스리는 능력 여부는 그들의 긍정적이고, 낙천적인 성격이 많은 영향을 끼친다. 장수 노인들의 삶을 조사해 보면 결코 그들의 인생이 특별히 순탄했거나 만족스럽지만은 않았다는 사실을 알 수 있다. 긴장과 역경이 없는 삶은 거의 없다고 해도 틀리지 않는다. 궁핍, 가난, 역경, 억압, 고통, 근심 등을 효과적으로 대응한 성격의 도움으로 건강하게 지낼 수 있었던 것이다.

노화학자인 제이올샨스키는 정서적인 스트레스를 '노화촉진제'라고 불렀다. 스트레스는 기억력에 핵심적 역할을 하는 뇌 구조물인 해마를 위축시킨다. 따라서 스트레스에 잘 대처하고, 정서적인 혼란을 빨리 극복하는 것은 장수 노인들의 성공적인 노화에 있어 가장 중요한 요소 중 하나이다.

장수할 수 있는 성격

성격은 인생에서 가장 위태롭고, 긴장되고, 또 위험한 사건에서 살아남는 능력을 발휘하는 가장 중요한 열쇠이다. 긍정적인 성향은 체력이나 인내력이 한계에 부딪힐 때 이를 극복할 수 있게 해주며 그 결과 사느냐, 죽느냐를 결정하는 인자로 작용한다.

불안과 두려움은 그 자체만으로도 건강에 부정적인 영향을 미친다. 신경질적이고, 부정적인 반응[14]은 좋지 않은 감정을 유발하여 친숙하지 않은 환경이나 상황에 적응하는 것을 어렵게 만든다. 불안의 정도가 높으면 심장 박동과 면역 작용, 혈액 응고에 지장을 가져오게 되어 심장마비 같은 병에 걸릴 확률이 높아진다. 긴장과 두려움은 전신에 '경계 신호'를 보낸다. 이 신호에 따라 세포 내 신경 신호를 맡고 있는 신경 전달 물질과 각종 호르몬이 만들어지고, 신체는 경계 태세에 돌입한다. 이러한 상태가 지속되면 소화기능이나 피부 같은 중요한 계통에 손상을 입을 수 있다.

부정적인 감정에 쉽게 빠지는 사람들은 다혈질적이기 때문에 눈앞의 만족만 생각할 뿐 '절제'하지 못한다. 이들은 폭식, 흡연, 알코올 중독자가 되기 쉽다. 이러한 생활의 반복은 노화를 촉진하고 건강한 삶의 지속 상태를 단축시킨다.

정서적인 스트레스를 다룰 때 장수 노인들은 일반인에 비해 좀 더 낮은 부정적인 감정 성향을 보인다. 이들은 위기 상황에서도 평온하고 침착하게 대처한다. 또한 이들은 비현실적인 생각을 잘 하지 않고 어려운 상황에서도 융통성 있게 대처한다. 장수 노인들은 긍정적이고 낙천적인 성격으로 평생을 살아오면서 스트레스와 관련된 신체적 손상을 막을 수 있었던 것이다.

'노인'이라고 하면 일반인들은 인생의 목적도 없고 의기소침하며 자기 탐닉적이라는 틀에 박힌 모습을 떠올리지만, 장수 노인들은 정서적

---

14) 분노, 두려움, 죄책감, 슬픔과 같은 우울하고 건강하지 못한 감정과 불안감, 적대감, 지나친 양심의 가책, 충동성, 쉽게 마음의 상처를 입는 것과 같은 감정을 의미함.

으로 안정되어 있고 융통성을 발휘하며 모든 상황에 잘 적응하고 좀처럼 우울해하지도 않는다. 이들은 현재의 위치에 만족을 하고 행복해 한다. 또한 자신의 삶을 사랑하고 건강하며 자신감 있게 살고 싶어 한다.

최근 연구에 따르면 미국 노인 여섯 명 중 한 명은 우울증으로 고생하고 있다고 한다. 우울증은 많은 상황을 복잡하게 하고 악화시킬 수 있으며 정신적, 신체적 장애를 초래한다. 하버드대학의 정신과 교수인 조지 벨이런트는 우울증이 있는 사람이 그렇지 않은 사람보다 평균 몇 년은 더 일찍 죽는다고 밝힌 바 있다. 우울증이 노인들에게서 워낙 흔하다 보니, 많은 전문가들은 노년기의 우울증을 늙어가는 것에 대한 삶의 불만족에서 비롯된 '당연한 것'이라고 여기고 있다.

그러나 장수 노인들은 이러한 견해와 전혀 다르다. 장수 노인들의 우울증 수준은 매우 낮다. 이는 스트레스를 잘 견뎌내는 성격 덕분에 정서적인 긴장 및 내부적, 외부적인 갈등에서 벗어날 수 있다. 이들의 긍정적인 성격이 우울증에 대한 방패가 된 것이다. 물론 장수 노인들도 매우 심한 우울증을 겪는 시기가 있을 것이다. 하지만 이 경우 보통 사람들 같으면 건강에 문제가 생기겠지만, 이들은 적절하게 위기를 극복하며 살아간다는 차이점이 있다.

장기간의 신체적, 정신적 건강을 유지하는 데 있어서 우울증이 없는 것보다는 정신적인 안정성을 유지하는 것이 더 중요하다. 따라서 스트레스 관리에 영향을 미치는 성격이 장수에 중요한 인자가 되는 것으로 판단된다.

건강한 노인들은 나이가 많다는 사실을 꼭 우울하게 인식하지 않는다. 이들은 현재의 위치에 대해 만족하고 행복해한다. 자신의 삶을 사랑하고 오래 살면서 순간순간을 놓치지 않으려 한다. 건강한 노인들의 긍정적인 성격이 스트레스가 불어닥치는 삶에서도 생명력을 발휘하며 살아갈 수 있는 활력을 제공하는 중요한 무기인 것이다.

성격은 변할 수 있는가?

성격이란 살아가면서 가정환경이나 교육 등 환경적 요소와 상호 작용하는 기본적인 성향이며 핵심적인 잠재력이다. 장수 노인들은 타고난 스트레스 해결사이다. 장수 노인들의 성격을 우리는 의식적으로라도 배울 필요가 있다. 이것은 우리가 뛰어난 운동신경이 없이 태어났어도 테니스를 치거나 스키 타는 법을 배울 수 있는 이치와 같다. 노력하고 연습을 하면 어느 정도는 가능할 거라 여겨지기 때문이다.

신문 배달로 시작하여 큰 신발공장 사장이 된 100세의 마이어 삭스는 스트레스를 없애는 자신의 능력을 태평스런 성격 때문이 아니라, 인생의 어느 순간부터 '나는 재밌게 살 거야, 나는 아무 것도 걱정하지 않을 거야, 걱정해 봐야 무슨 소용 있겠어?'라고 의식적으로 결심했었기 때문이었다고 말한다. 비록 우리가 우리의 성격을 근본적으로 바꿀 수는 없겠지만, 어려운 상황을 대처하는 방법을 바꿀 수는 있다.

건강에 도움이 되지 않는 생활 방식을 의식적으로 개선하고 바꾸는 것이 자신에게 훨씬 유리하다는 사실을 깨닫자! 아둥바둥 살아온 인생을 좀 더 폭넓게 바라보고, 살아가는 목적과 인생의 진정한 성공이 무엇인지를 깨닫길 바란다.

모든 것은 다 순간이요, 곧 지나가 버린다.
좋은 일도, 나쁜 일도 다 지나간다.

3. 유머

　장수 노인들은 대부분 육체적·정신적으로 활기 있게 지내고 있다. 101세의 나이에 자전거를 타고, 운동을 하거나, 독서를 하는 노인 여성, 자신이 운영하고 있는 출판사에 몇 차례는 걸어서 다닌다는 노인 남성, 그리고 100세의 나이로 혼자 살고 있는 노인 여성은 식구들이 모이는 날에는 아직도 빵과 케이크, 과자를 굽고, 골프와 봉사활동을 즐기는 장수 노인들…… 이런 기사 내용들을 접할 때마다 건강한 장수 노인들의 활력 넘치는 멋스러운 삶이 자연스럽게 그려진다.

　그런데 이렇게 활기가 넘치는 삶을 유지시키고, 스트레스에 대한 공격을 보호하는 매우 효과적인 무기가 있다. 그것은 바로 '유머'이다.

　우리는 유머 있는 사람을 좋아하게 되고 좋은 관계를 맺고자 한다. 이는 우리 몸이 유머를 통한 웃음을 좋아한다는 것을 의미한다. 유머는 감정을 효과적으로 다루고 자신을 보호하는 방법이다. 많은 노인들은 질병이나 다가올 죽음에 대해 얘기하는 것을 꺼리면서 여러 가지 걱정거리에 시달리기도 한다.

　하지만 장수 노인들의 경우에는 이야기의 주제가 유머로 시작해서 유머로 끝난다. 웬만한 일에 고민하거나 걱정하지 않는다. 그들의 삶에서 지속되는 웃음과 평안은 삶에 대한 강력한 적응력으로 많은 어려움 속에서도 살아남는 이유라고 판단된다.

　하버드대학의 베일런트 교수는 유머 감각이 있는 사람이 육체적으로 더욱 건강하고 심리적으로 적응을 잘 한다고 주장한다. 유머를 생활화하면 감정적 스트레스에 적절하게 대처할 수 있으며, 좀 더 창조적으로 생각하게 되고 문제를 한결 효과적으로 해결하게 된다는 것이 그의 주장에 담긴 요지이다. 유머는 우리 마음을 늘 활기 있게 만들고 다시 일어설 힘을 준다. 이러한 활력이야말로 우리가 건강하게 주어진 수명을 온전히 누릴 수 있는 중요한 요인인 것이다.

유머는 생각을 바꿈으로써 어떤 상황에서라도 문제를 새롭게 접근하고 해석할 수 있게 해준다.

서양 속담에 "인생이 레몬을 준다면(잘못된 일을 의미함), 레몬에이드를 만들어라(잘못된 일을 좋게 만들라는 의미)."라는 말이 있다. 실수로 발을 잘못 딛는 바람에 계곡에 빠져 흠뻑 젖었을 때와 같은 난처한 상황을 유머는 즐거운 추억거리로 바꾸어준다.

유머는 사람들의 신체적, 정신적 고통을 덜어줌으로써 자신의 일과 삶에 충실할 수 있도록 도와준다. 따라서 유머 감각은 신체적, 정신적으로 건강한 노화에 큰 기여를 한다.

웃음은 사람들을 편안하게 해주고, 긴장을 풀어준다. 프라이에 따르면 웃음은 질병과 싸우는 항체의 농도를 증가시키며 그 결과 감염에 대한 신체의 저항력이 강해진다고 한다.

웃는 사람보다 더 아름다운 사람은 없다. 왜냐하면 웃음은 몸과 마음을 치료하기 때문이다. 웃음이 빠진 웰빙은 없다. 오늘날 웰빙 라이프를 열심히 외치고 있지만, 한국의 40대 남성 사망률은 세계 최고 수준이다. 아무리 좋은 음식과 좋은 약을 먹으며 자기관리에 철저한 삶을 살더라도 웃음 없는 24시간은 스트레스 상태로 이어져 질병을 불러올 것이다.

즉, 스트레스는 내다 던져 버리고, 우리 몸이 원하는 웃음을 생활화하자. 웃음은 기쁨, 감사, 만족의 표현이다. 그 자체로 건강해지는 것이다. 웃음이 모든 질병을 근본적으로 치료할 수는 없지만, 환하게 웃고 있는 그 순간만큼은 어떤 질병도 우리를 괴롭히기 어렵다.

article, 웃는다는 것

우리 몸에서는 누구에게나 암세포가 하루에 300개에서 400개 정도 생기는데 그것이 뭉치면 암이 걸렸다고 한다. 그러나 한번 폭소로 웃으면 막혔던 혈관이 뚫리기 시작하면서 T임파구, 감마 인터페론 같은 항암제가 증가된다고 한다. 몸속에서 암세포를 공격하는 대표적인 항암세포인 자연살해세포(NK cell)도 증가된다고 한다. 그래서 하루에 한번만 웃으면 수명이 이틀 동안 연장된다고 한다.

그러면 매일 웃으면 어떻게 될까? "마음의 즐거움은 양약이라."(잠 17 : 22)라는 말씀처럼 가장 좋은 약은 마음의 즐거움에 한번 폭소로 웃으면 우리 몸에 있는 650개의 근육 중 231개가 동시에 운동을 한다. 그래서 웃음은 '마음의 조깅'이라 할 수 있다. 날씨가 쌀쌀해도 계속 웃으면 더워서 옷을 벗어야 된다. 바로 웃음은 운동인 것이다.

여자가 남자보다 더 오래 사는 이유는 여자는 잘 웃기 때문이라고 한다. 여자는 조금 웃겨도 웃는다. 남자는 좀처럼 안 웃는다.

사람에게는 동물에게는 없는 것이 몇 가지 있다. 그중에 하나가 '웃음보'다. 동물은 웃음보가 없기 때문에 웃을 줄 모른다. 지구상에 수많은 종류의 동물들이 살고 있지만 웃는 동물은 하나도 없다. 집에 있는 개를 한번 웃겨 보라. 웃지 않을 것이다. 왜냐하면 웃음보가 없기 때문이다. 창조주는 우리 사람에게만 웃음보를 주셨다. 왜 주셨는가? 많이많이 웃으라고 주신 것이다. 많이많이 웃고 건강하라고 주신 것이다.

우리 얼굴에는 근육이 약 80개 정도 있다. 그중에 웃는 데 동원되는 근육이 20개쯤 되고, 인상 쓰는 데 동원되는 근육이 40개쯤 된다. 나머지 20개 근육은 웃는데도 동원되고 인상 쓰는데도 동원되는데, 늘 방긋방긋 잘 웃으면 웃는 근육 20개와 나머지 근육 20개가 동원되어 40개가 발달되고 인상 쓰는 근육 40개는 위축이 되어버린다고 한다. 이와 반대로 겸손한 얼굴은 사라지고 늘 인상만 쓰고 목을 곧추세워 다니면, 인상 쓰는 근육 40개와 나머지 근육 20개 합해서 60개가 발달되고 웃는 근육 20개는 위축이 되어버린다고 한다.

'밝은 표정은 성공의 기약서'요, '환한 웃음은 행복의 저금통장'이다. 밝은 표정으로 성공하지 않은 사람은 없다고 한다. 성공한 사람들의 밝게 빛나는 얼굴이 바로 그의 인생을 바꾼 셈이다. 행복해서 웃는 것이 아니라, 웃어서 행복한 세상을 만들어 보자.

— 황수관

생리적인 변화를 염두에 두면 웃음은 신비의 명약이요, 종합 비타민 처럼 인체에 꼭 필요한 영양소이다. 웃음은 복합소화제, 천연진통제, 항우울제, 피로회복제, 혈압 강하제, 항산화제, 면역 증강제, 비만치료 제, 수면제, 혈당강하제의 효과가 있기 때문이다. 웰빙 덩어리인 웃음 을 생활화 하는 노인들은 건강하게 자신에게 주어진 수명을 온전히 잘 감당해 나가는 것은 당연해 보인다.

웃음의 생리적 효과

① 뇌하수체에서 엔돌핀, 엔캐팔인 같은 자연 진통제가 생성된다.
② 부신에서 통증과 신경통과 같은 염증을 낮게 하는 화학 물질이 분비된다.
③ 동맥이 이완되었기 때문에 혈액의 순환과 혈압이 낮아진다.
④ 웃음은 신체 전 기관의 긴장을 완화시켜 준다.
⑤ 웃음은 혈액내의 코티졸의 양을 줄여준다.
⑥ 스트레스와 분노, 긴장의 완화로 심장마비를 예방한다.
⑦ 웃음은 심장 박동수를 높여 혈액의 순환을 돕고 몸의 근육에 영향을 미친다.
⑧ 뇌졸중의 원인이 되는 순환계의 질환을 예방한다.
⑨ 암 환자의 통증을 경감시킨다.
⑩ 3~4분의 웃음은 맥박을 때로 증가시키고, 혈액에 더 많은 산소를 공급한다.
⑪ 가슴과 위장, 어깨 중위의 상체 근육이 운동한 것과 같은 효과를 얻는다.

— 윌리엄 프라이의 '약으로서의 웃음' 中

4. 스트레스

스트레스(stress)란 자신의 능력이 어떤 상황의 요구에 충분히 따라가지 못할 때 생기는 현상이다. 임상적으로는 교감신경계의 과활성화로 인한 부조화 상태를 말한다. 우리 몸의 질병은 바로 이런 부조화 상태의 장기화에 따른 결과 나타나는 현상이다. 스트레스가 지나치거나 장기화되면 결국 육체는 더 이상 견디지 못하고 질환으로 나타나게 된다.

어떤 사람은 "현대는 스트레스의 시대이다."라고 표현하였다. 지진, 폭력, 데모, 전쟁에 대한 소문, 물가의 폭등, 불확실한 경제, 사고와 같은 요소들은 모든 사람들을 염려하게 만든다.

현대인들에게 내일에 대한 염려는 오늘을 어둡게 만드는 요소가 되고 있다. 우리는 스트레스의 바다를 항해하고 있다. 스트레스, 그것이 건강에 미치는 영향에 대해서 생각해 보자. 어떻게 스트레스가 생기며, 우리는 그것을 어떻게 정복할 수 있는지를 알아보기로 한다.

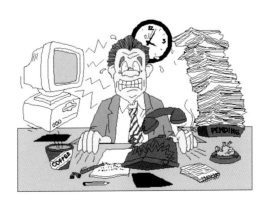

1 스트레스에 대한 올바른 이해

여기 고무줄이 있다. 손가락으로 고무줄을 양쪽 방향으로 잡아당기면 탄력을 느끼게 되는데, 그것이 우리의 몸의 일상적인 상태라고 말할 수 있다. 그러나 고무줄을 조금 더 잡아당기면 고무줄이 팽팽해지는데, 이 상태를 스트레스라고 표현할 수 있다. 여기서 조금 더 잡아당기면 고무줄이 끊어지게 되는데, 이러한 신체의 상태를 탈진 상태(burn-out)라고 할 수 있다.

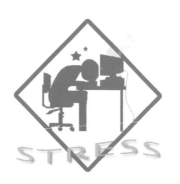

어떤 무엇에 의해서 신체적으로나 심리적 긴장 상태에 들어가게 될 때, 우리는 스트레스를 받게 된다. 어떤 면에 있어서 스트레스는 매우 개인적인 것이다. 나에게 스트레스를 주는 상황이 다른 사람에게는 전혀 스트레스를 주지 않을 수도 있기 때문이다.

물건을 사기 위해서 줄을 서있는 사람들에게서 스트레스의 개인적 측면을 살펴볼 수 있다. 대부분의 사람들이 즐겁게 이야기 하거나 책을 보면서 자신의 차례를 기다리는 동안, 어떤 사람은 자신의 차례가 너무 늦게 온다고 짜증을 내거나 불만을 토로한다. 스트레스를 받는 정도는 각 개인에 따라서 그만큼 다르다. 스트레스 반응은 우리 자신을 자극하는 상황을 어떠한 생각과 감정으로 받아들이는가에 따라서 결정된다.

사실, 스트레스 반응 자체는 유익한 것이다. 그것은 생명을 위협하는 상황을 순간적으로 빨리 극복하게 위한 신체의 메커니즘이다.

스트레스 반응은 "싸울 것인가? 도망갈 것인가?"(fight-flight)를 결정하는 반응이다. 아드레날린 같은 호르몬은 우리의 신체로 하여금 적과 싸우도록 하거나, 위험으로부터 빨리 도망치도록 하기 위해서 적색경보를 내린다. 이러한 경보는 근육, 심장, 폐, 두뇌가 최우선적으로 활동하게 만들며, 소화 기능과 같은 다른 신체 기능들은 2차적인 것으로 만든다. 산소와 포도당을 근육 속으로 빨리 공급하기 위해서 심장의 박동은 빨라지며 혈압은 상승한다. 근육은 순간적으로 긴장 상태로 돌입함으로써 물에 빠져 들어가는 아이나 자동차에 치이려는 아이를 초인적인 능력을 발휘하여 구조할 수 있게 된다.

이러한 종류의 스트레스 반응은 어떤 위기나 긴장의 순간을 잘 극복할 수 있게 만든다. 시험을 치르거나 구직 면접시험을 볼 때 정신적인 긴장 상태를 높이게 된다. 약간의 스트레스는 좀 더 효율적으로 일할 수 있게 만든다. 짧은 기간 동안 우리의 모든 신체적, 정신적 기능들을 집중함으로써 가장 효과적으로 일할 수 있는 것이다.

그러나 물건을 사기 위해서 길게 줄 서있거나, 교통 체증으로 차 안에서 짜증난 사람들이 받는 스트레스는 인체에 어떤 작용을 하는가?

스트레스로 인하여 인체에는 적색경보가 내려지게 된다. 이러한 경우 우리 몸은 값비싼 대가를 지불하게 된다. 인간의 몸은 생명을 위협하는 상황과 스스로 과민하게 반응하는 것을 잘 구별할 수 없다. 그러므로 일상생활에서 교통 체증과 같은 것 때문에 일일이 짜증을 내고 초조해 하며 화를 내면, 우리 몸은 그때마다 스트레스 때문에 자극을 받게 된다.

반면, 상황을 있는 그대로 받아들이면서 평안을 유지하기로 마음먹고 상황을 긍정적으로 받아들인다면, 스트레스에 대한 반응을 최소화할 수 있다. 이러한 측면에서 볼 때, 스트레스를 대처하는 방식은 마음먹기에 달려 있다고 할 만큼 의외로 간단한 문제라고 할 수 있다.

2 스트레스의 위험

스트레스는 호르몬을 분비시킨다. 스트레스에 의해서 분비되는 호르몬은 섬세한 혈관벽에 지속적으로 자극을 가함으로써 심각한 문제를 야기시킬 수 있다. 암과 싸우는 T임파구의 기능을 저해한다. 또한 스트레스는 고혈압과 뇌일혈의 주요 원인이 된다. 스트레스는 우리의 삶과 직장과 행복을 앗아갈 수 있는 무서운 적이다. 우리는 스트레스를 정확하게 이해해야만 하는 시대에 살고 있다.

스트레스는 신경시스템과 호르몬을 통하여 우리 몸에 영향을 미친다. 우리 몸이 스트레스를 받으면, 곧장 심장의 박동에 영향을 미치며 위장에 해를 가하게 된다. 한 가지 예를 들어보자. 스트레스에 의해서 근육이 긴장 상태에 있게 되면 근육이 수축되고, 근육이 수축되면 근육 속을 지나가는 혈관이 수축되어, 혈액을 따라서 함께 운반되는 산소의 공급이 충분하게 이루어질 수 없게 되고, 결국에는 산소 부족 현상으로 인하여 통증을 느끼게 된다.

```
                          ┌─── 혈관 수축 ───┐
근육의 긴장 ┈┈┈▶ 근육의 경직(spasm) ┈┈┈▶ 순환대사 장애 ┈┈┈▶ 통증
                          └─── 산소 부족 ───┘
```

이러한 악순환의 되풀이는 등, 목, 어깨 부위에 통증을 낳는다. 악순환이 반복되고 심해지면, 만성적인 통증이나 기능 장애의 형태로 자리를 잡게 된다.

3 스트레스의 위험 수준

　위협이나 심리적 압박감을 느낄 때, 화를 낼 때 스트레스 반응이 시작된다. 위협, 압박감, 분노와 같은 부정적인 감정들이 잘 다스려지면 스트레스 반응은 중단되고 안락함을 느끼게 된다. 그러나 일반적으로 스트레스는 효과적으로 다스려지지 않으며 오랫동안 지속되기 때문에 여러 가지 심각한 문제를 몸 안에서 일으킨다.

　가정이나 직장에서 스트레스를 많이 받는 사람들은 계속적으로 몸과 마음이 긴장 상태에 놓인다. 이러한 상황이 장기간 계속되면 마침내 육체적, 정신적으로 탈진 상태에 이르게 된다.

　우리의 몸이 스트레스의 위험 수준에 접근하고 있는지를 어떻게 알 수 있는가?

　스트레스가 위험 수위에 접근하면 할수록, 우리 몸은 신체적이나 심리적으로 경고 신호를 보낸다. 그러므로 다음과 같은 경고 신호를 많이 받으면 받을수록, 우리가 더 많은 스트레스를 받고 있다고 판단할 수 있다.

1) 신체적인 증세

　발열, 땀에 젖음, 입안이 마름, 호흡이 얕아짐, 가슴의 통증, 심장이 두근거림, 맥박이 고동침, 혈압 상승, 두통, 등이 아픔, 쇠약해짐, 소화 불량, 설사, 토함, 변비, 장에 가스가 참, 위경련, 피로, 식욕 상실, 불면증, 어지러움, 피부 가려움, 근육의 경직화, 근육 뭉침, 잦은 병치레.

2) 정신적인 증세

　흥분 상태, 공포감, 우울감, 기분 변화의 폭이 심함, 짜증, 쉽게 지침, 망각, 걱정, 부주의, 안절부절, 쉽게 흥분함, 도피경향.

3) 스트레스가 인체에 미치는 질환

고무줄을 계속해서 잡아당기면 언젠가는 끊어지는 것처럼, 계속해서 스트레스를 받게 되면, 신체는 언젠가 탈진 상태에 들어가게 된다.

스트레스가 점점 강도를 더해 가면 탈진 상태에 더욱 빨리 이르게 된다. 어떤 사람들은 심장마비나 정신병과 같은 치명적인 질병을 얻게 되고 어떤 사람들은 우울증과 함께 자살을 계획하기도 한다. 계속적인 스트레스 상태에 자신을 놓아둘 때 우리는 창조주가 주신 생명력을 소모하게 되어서 결국에는 돌이킬 수 없는 상황에 이르게 된다.

생활 속에 있는 스트레스를 결코 소홀히 여기지 말라. 젊었을 때에는 스트레스가 조금 있어도 그것을 극복하면서 일하거나 생활할 수도 있다. 하지만 언젠가는 스트레스에 의해서 허물어져 가는 자신을 발견하게 될 것이다.

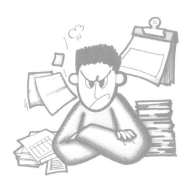

스트레스로 인한 주요 질환

① 심혈관계 질환은 스트레스에 가장 약하다. 고혈압이 가장 흔하고 뇌졸중, 심장마비, 부정맥이 올 수 있다.

② 소화계 질환으로 위궤양, 위경련, 기능성 복통, 설사, 과민성 대장증후군 등이 있다. 시험기간이나 극심한 스트레스에 시달리는 사람은 늘 소화제를 달고 다니고, 속이 불편하다는 말이 늘 입에 배어 있다.

③ 비뇨생식기의 이상으로는 소변을 자주 보게 되는 경우가 흔하며, 불감증, 발기 부전이 올 수 있다.

④ 면역력이 떨어지거나 면역력 결핍, 자가 면역 질환 등 면역계 이상이 생길 수 있다. 과로하거나 스트레스가 쌓였을 때 입술 주위에 생기는 단순 포진은 면역력이 떨어졌다는 표시이다.

⑤ 내분비계 이상으로 무월경이나 제2형 당뇨병이 올 수 있다.

⑥ 스트레스가 신체의 리듬을 깬다. 중년 여성들은 만성적인 스트레스로 에스트로겐이 감소하기도 한다. 스트레스가 심할 때는 당뇨 조절이 되지 않아 혈당 수치가 들쑥날쑥 한다.

⑦ 중추신경계에 미치는 영향으로는 섭식 중추가 활성화되는 경우가 있다. 스트레스로 섭식중추가 활성화되면 과식을 하게 된다. 실컷 먹고 나면 스트레스가 풀릴 것 같지만 과식을 했다는 자책감만 쌓일 뿐이다. 스트레스가 또 다른 스트레스를 낳는 셈이다. 이러한 상황이 지속되면 우울해지고 늘 피곤하며 상실감에 빠지기 쉽다. 스트레스의 악순환을 벗어나는 것은 그리 쉬운 일이 아니다. 주위의 도움을 받아보는 것이 바람직하다.

⑧ 피부에 여드름이 생기거나 습진, 신경성 피부염이 생길 수 있다.

4 스트레스를 정복하는 방법

스트레스가 계속해서 우리를 짓누르고 있다는 사실을 깨달았을 경우 어떻게 해야 하는가?

먼저, 스트레스를 불러일으키는 대부분의 요인은 우리 자신이라는 사실을 인정해야 한다. 어떤 사람들은 "아닙니다. 문제는 내가 아니라 저 사람이죠. 그는 정말 함께 하기 어려운 사람입니다. 나는 매우 바쁘단 말입니다."라고 할지 모른다. 그러나 기억하자. 스트레스의 수준은 스트레스를 우리가 느끼거나 받아들이는 정도에 따라서 결정된다는 사실을.

1차적으로 스트레스는 어떤 사람들이나 상황 또는 우리 자신으로 인해 생겨난다. 그리고 2차적으로 먹고 마시며 운동하고 수면을 취하는 라이프스타일에 의해서 형성된다.

1) 올바른 라이프스타일을 선택하라

우리 몸은 자동차와 같다. 몸을 잘 관리하면 효과적으로 일할 수 있다. 건강에 해로운 음식을 먹고 몸을 마구 사용하며 학대하면서 어떻게 스트레스가 엄습할 때 적절하게 대처하기를 기대하겠는가? 운동은 아드레날린과 같은 호르몬의 분비량을 줄여준다. 규칙적으로 옥외에서 운동하지 않고, 밤늦게까지 텔레비전 앞에서 앉아 있는 사람이 어떻게 스트레스를 정복할 수 있겠는가?

2) 자연이 스트레스를 치료한다

존스 홉킨스대학에서 개들을 대상으로 한 실험 결과는 우리에게 중요한 교훈을 던져준다. 개들에게 먹이를 줄 경우 항상 낮은 음의 신호를 주었다. 또한 개들에게 전기 충격을 줄 경우에는 날카로운 고음의 신호를 주었다. 모든 개들이 신호에 익숙해졌을 때, 저음은 음식을 먹으라는 신호가 되었고, 고음은 전기 충격을 받는다는 신호로 받아들여졌다. 그런데 갑자기 고음과 저음의 신호를 동시에 주었더니, 심각한 혼돈이 생겼다. 어떤 개들은 신경 계통에 심각한 장애를 일으켰고, 심장이 정상적으로 박동하지 않았으며, 체내 기관이 정상적으로 작동하지 않았다. 자신들의 집을 물어뜯거나 심한 우울증에 빠지게 되었다.

연구원들이 그러한 증세를 나타내는 개들에게 특별한 정성을 쏟으면서 사랑을 베풀었으나 증세만 호전되었을 뿐 정상으로 회복되지 않았다. 그리하여 개들의 환경을 완전히 바꾸어 주기로 결정하였다. 어떠한 종류의 신호도 없고 굉음이 없는 평화로운 환경의 큰 농장에 개들을 풀어 놓았다. 개들은 얼마 안 되어 활기를 되찾기 시작하였다. 농장에 풀어 놓은 거의 모든 개들이 회복되었다. 연구원들이 개들을 부르면, 숲속이나 개울에서 놀던 개들이 일시에 정확하게 다시 모였다. 자연을 이용한 프로그램을 통하여 모든 개들이 완전하게 치료를 받을 수 있었던 것이다.

스트레스로 인하여 몸과 정신이 여러 가지 증세를 나타내고 있는가?

자연으로 가라! 그곳에 스트레스를 위한 완전한 치료 시설이 잘 준비되어 있다.

3) 생각과 감정을 조절하라

스트레스를 조절하는 가장 근본적인 방법은 생각과 감정을 조절하는 것이다.

"당신이 자신의 생각을 바꿀 수 있다면, 당신은 세상을 바꿀 수 있을 것이다."라는 말이 있다.

만일 당신이 마땅히 들어야 할 "감사합니다."라는 말을 듣지 못했거나, 따돌림을 당했거나, 잘못된 대우를 받았다거나, 내일에 대한 걱정과 염려 속에 휩싸여 있거나, 분노하고, 원한을 품으며, 속상해 하고, 어떤 무엇에 압도되었거나, 비현실적인 목적을 위해서 자신을 혹사한다면, 스트레스를 받을 것이다.

스트레스는 부정적인 느낌이나 감정과 함께 찾아든다. 자신의 느낌을 바꿈으로써 스트레스에서 벗어나기를 원한다면, 지금과는 달리 생각해야만 한다.

생각을 바꾸는 것이 가능한가? 건강한 라이프스타일을 유지하고, 생각과 느낌을 긍정적이고 건설적으로 바꾸는 것이 가능한가? 그렇다. 성공적으로 바꿀 수 있다. 단지 진정으로 바꾸길 원하기만 한다면…….

이를 위해서는 먼저 생각과 감정이 새롭게 바뀌어야만 한다. 내 몸에 스트레스를 쌓아두지 않기로 마음먹고, 부정적이고 어두운 생각은 모두 밖으로 던져 버리자. 문제를 안고 가만히 있지 말고, 해결책을 찾기 위해 움직이자. 그리고 자신의 삶을 사랑하고, 감사하는 마음으로 가장 좋은 것을 기대하자.

아무것도 염려하지 말고 오직 모든 일에 기도와 간구로,
너희 구할 것을 감사함으로 하나님께 아뢰라
그리하면 모든 지각에 뛰어난 하나님의 평강이
그리스도 예수 안에서 너희 마음과 생각을 지키시리라

—빌 4 : 6, 7

5. 대인관계

장수 노인들은 미혼으로 지냈거나, 사별을 하여 혼자 생활을 하더라도 자기를 사랑해 주는 친구들, 친척들, 제자들이나 동료들 속에서 관계를 이어가는 삶으로 자신들의 감정에 깊고 진지하게 임한다. 대인 관계에서 여성이 남성보다 활발히 참여하고 즐기기 때문에 여성이 더 오래 살 가능성이 높다. 모여서 실컷 웃고 떠들면서 맛있는 음식을 나누는 것이 장수에 있어 중요한 인자이다.

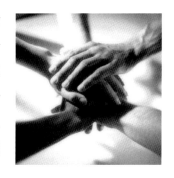

장수 노인은 결코 고독하지 않다. 사람들과 함께 재미있는 이야기를 나누며 서로 사랑을 주고받는 생활은 우울증이나 스트레스를 몰아내는 비법이다. 주위 가족, 친척, 이웃들에게서 정신적, 신체적으로 지지를 받으며, 존경과 애정을 이끌어내는 매력을 가진 사람이라면 인생을 건강하게 오래 살아갈 능력을 이미 소유한 자이다.

인생의 행복을 느끼며 살아가는 데 있어 인간관계는 매우 중요한 요소이다. 행복감은 건강을 지키는 데 매우 중요하다.

건강하고 의욕을 잃지 않고 살아가는 데 있어 사람들과의 지속적인 관계성은 장수 노인들의 공통된 특징이다. 하버드대학 리사 버크만 교수는 친구가 많은 사람이 친구가 전혀 또는 거의 없는 사람보다 심장병에서 더 쉽게 회복한다는 사실을 밝혀냈다. 친구가 전혀 없는 사람은 적어도 한 명 이상 친구가 있는 사람보다 목숨을 잃을 확률이 세 배나 높았다는 연구 결과도 있다. 이러한 결과는 생리학적인 근거가 있다. 친구들이나 사랑하는 사람들과 만나면 코티졸을 비롯해 스트레스 상황에서 배출되는 호르몬이 낮아진다. 즉 편안함과 행복함을 느끼는 호르몬이 상승하고, 반면 긴장과 불안함을 나타내는 호르몬은 낮아지는 것이다. 대인관계에서 느끼는 행복한 감정은 내 몸을 지켜주는 종합 비타민제와 같다.

6. 종교

종교 의식을 철저히 지키든 안 지키든 간에, 대부분의 장수 노인들은 살면서 영적인 측면을 의지한다. 이들은 신과의 관계를 믿는다. 종교는 노인들의 삶에 중요한 부분을 이룬다. 머지않아 다가올, 피할 수 없는 죽음을 긍정적으로 받아드리면서 모든 일을 신의 뜻으로 이해하려는 태도를 갖기 때문이다.

오늘날 신앙심이 노인의 건강에 긍정적인 영향을 미친다는 사실이 연구 결과 밝혀지고 있다. 1982년 65세 노인을 대상으로 한 연구에 따르면, 성별, 나이, 인종, 교육 정도, 결혼, 직업, 알코올, 흡연과 같은 요인들보다 신앙과 훨씬 밀접한 관계가 있는 것으로 나타났다.

하버드대학 의대 교수인 허버트 벤슨 박사에 의하면 기도를 자주 하면 혈압이 낮아지고, 암 환자의 경우 고통이 줄어든다고 하였다. 또 다른 연구에서는 꾸준히 교회에 나가는 사람이 교회에 나가지 않는 사람보다 스트레스와 관계된 면역 체계인 '인터루킨-6'이 상대적으로 더 낮다는 사실을 알아냈다.

종교와 기도는 웃음이나 친밀함과 마찬가지로 약이나 음식으로는 얻을 수 없는 중요한 건강 증진 효과를 제공한다. 교회 생활은 공동체 생활이다. 서로를 축복해 주고, 하나님의 말씀에 순종하는 사람들과 함께하는 모임 속에서 외로움보다는 사랑을 느끼며 도움을 주고받을 수 있다.

또한 하나님과 나의 관계에 단단한 끈이 있음에 큰 위안을 얻으며, 평안으로 세상에서는 느낄 수 없는 기쁨이 넘치면서 살아갈 이유와 목적을 재확인하게 된다. 종교 생활은 인생에서 불평, 불만, 후회, 우울 덩어리들을 던져버리게 해준다. 항상 나와 함께하시는 하나님께서 나의 모든 상황을 다 아시고 도와주시며, 가장 좋은 것으로 나의 삶을 채워주실 거라는 확신으로 하루하루를 기대하며 살아가게 만든다. 또한 종교는 남들이 두려워하는 죽음 앞에서도 영생을 누릴 기쁨으로 여유롭고, 긍정적인 마음을 갖도록 해준다.

텍사스대학, 콜로라도 주립대, 플로리다 주립대 공동 연구진이 지난 9년간 2만여 명을 대상으로 신앙생활과 수명과의 연관성을 분석했다. 결과에 따르면 정기적으로 교회에 가는 등 종교의식에 참여하는 사람은 그렇지 않은 사람보다 평균수명이 10% 정도 길게 나타난 것으로 나타났다.

한편, 최근 하버드대학은 뉴저지주 버겐카운티에 사는 아시아 여성이 장수할 확률이 가장 높다고 발표했다. 뉴욕타임스는 식생활과 함께 교회에 열심히 다니고 독실한 신앙이 장수의 한 원인으로 지목해서 큰 관심을 끌었다.

의학 전문가들은 신앙생활을 하는 사람들이 장수하는 원인을 두고 신앙생활을 하면서 얻는 마음의 평화가 스트레스 해소에 도움이 되고, 교회 안에서 의지할 친구들이 있어서 건강에 좋은 영향을 주었을 것으로 본다.

> 모든 육체는 풀과 같고 그 아름다움은 들판의 꽃 같으니,
> 야훼의 기운이 그 위에 불면 풀은 마르고 꽃은 시드는 도다.
> ─구약성서 중 이사야서 40장 7~8절

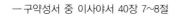

article, 신앙인의 장수 사례들

■ 미국 피츠버그대의 메디컬센터 연구팀은 '가정의학회보'에 매주 교회에 다니는 사람이 그렇지 않은 사람보다 2~3년 더 오래 산다는 연구 결과를 내놓았다. 종교를 가짐으로써 자기 절제 능력이 강해져 스트레스에 잘 대처하거나 줄일 수 있다는 것이 이유였다. 건강한 신체와 긍정적인 사고를 기르는 것을 바탕으로 한 요가나 명상 등도 같은 이유로 남녀노소를 막론하고 윤택한 삶을 원하는 이들 사이에 한창 유행하고 있다.

■ 영국 일간 『더 타임스』 지는 교회 주일예배에 정기적으로 출석하는 사람은 그렇지 않는 불신자에 비해 7년 이상 장수한다는 기사를 내놓았다. 최소한 매주 한 차례 예배에 참여하는 사람의 평균수명은 그렇지 않은 사람보다 7년이나 많았고, 특히 흑인들의 경우 14년이나 차이가 났다. 20세 된 사람을 기준으로 예배에 매주 한 차례 나가는 사람들의 예상 평균수명은 82세, 그렇지 않은 사람들은 75세였다.

■ BBC뉴스는 "신앙생활하면 오래 산다."는 기사를 내놓았다. 정기적으로 종교 생활을 하는 사람은 그렇지 않은 사람보다 평균수명이 긴 것으로 나타났다는 것이다. 최근 미국에서 조사한 내용에 따르면 규칙적으로 종교행사에 참여하는 사람은 그렇지 않은 사람보다 평균 혈압이 낮았으며 우울 불안증 등이 적었고 면역력이 강했으며, 때문에 의료보험에서 보험금을 적게 사용한 것으로 드러났다고 한다.
이 조사는 〈북캐롤라이나주〉의 노인 4,000명을 대상으로 했으며 최근 6년간 사망한 1,777명 중 22.9%가 정기적으로 교회를 다니던 노인이었고 37.4%는 그렇지 않았다는 것이다. 캘리포니아대가 21~65세의 남녀 5,000명을 대상으로 한 연구결과에서도 규칙적으로 교회에 다니는 사람은 향후 28년간 사망할 확률이 그렇지 않은 사람보다 23% 낮은 것으로 나타났다는 것이다. 듀크대의 헤럴드 쾨닉 박사는 "종교의 가르침에 따라 건강하게 생활하는 데다 같은 종교인들끼리 형성하는 안정된 인간관계가 수명을 연장하는 효과를 낸다."라고 말했다.

■ 100세 이상 노인들의 장수 비결이 평소 소식을 하고 규칙적인 식사와 긍정적인 사고에 따른 것으로 조사되었다. 100세 이상 인구는 18명으로 전국에서 고령자가 가장 많이 살고 있는 전남 순천시에 따르면 지난 4일과 5일간 이틀 동안 만 100세 이상 장수노인 가정 23세대를 대상으로 장수비결을 조사한 결과 이 같이 나타났다. 이들은 대부분 2대 이상 가족(18명, 78.2%)이 함께 살고 있고 '거주환경'과 '신앙의 힘'도 많은 영향을 받은 것으로 나타났다.

— USA아멘넷 /크리스천노컷뉴스 제휴사

7. 성

세계적으로 장수 노인 여성은 장수 노인 남성보다 9 : 1 정도로 그 수가 많다. 최장수 노인으로서 122세 나이로 사망한 잔 칼망 역시 여성이었다.

성에 따른 수명의 차이는 인간에게만 국한된 것도 아니고 최근에 나타난 것도 아니다. 야생의 거의 모든 동물 중 암컷은 수컷보다 평균 8년 이상 더 오래 산다고 한다. 대체로 남성이 여성에 비해 육체적, 문화적으로 우세한 입장에 있다는 점을 고려한다면 여성의 장수는 놀라운 일이다. 남성은 여성보다 힘이 더 세고 빠르며 키도 더 크다. 이러한 강한 육체로 남성은 사회생활의 주도권을 잡고 있다. 이렇게 남자들은 체격, 속도, 힘에서 우세하다. 그러나 여성보다 쉽게 죽는다.

왜 여성이 남성보다 더 오래 살 수 있는 것일까?

이에 대해 여러 요인이 고려되고 있지만, 그중 먼저 염색체 차이에 대해 살펴보도록 하자.

성을 결정하는 X 염색체와 Y 염색체는[15] 근이 영양증이나 혈우병[16]을 비롯한 치명적인 질병을 유발한다. 여성들은 두 개의 X 염색체를 가지고 있다. 때문에, X 염색체 중 하나가 비정상적인 유전자를 가지고 있더라도 다른 정상적인 염색체를 사용하여 질병을 피할 수 있다.

반대로 남성은 한 개의 X 염색체와 한 개의 Y 염색체(매우 작은 유전 정보를 지님)를 가지고 있으며, 만약 성 염색체 중 하나에 문제가 생기면 다른 염색체가 도움을 줄 수 없다.

이는 유전자에 있어 노화와 질병에 대하여 남성이 여성보다 불리함을 말해준다. 또한 여

---

15) 근육이 점점 약해지는 유전질환(muscular dystrophy).
16) 혈액응고에 필요한 물질의 선천적 결핍에 의해 과다한 출혈이 일어나는 경향이 있는 질환.

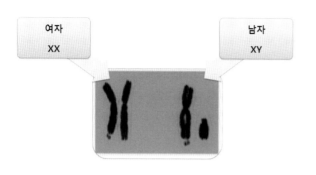

성의 두 번째 X 염색체가 초기에는 불활성이지만 나이가 들면서 점차 활동을 시작해 손상된 첫 번째 X 염색체의 유전자를 보충해 준다는 연구 보고가 있다.

이러한 유전적인 차이점은 남성이 100세 이상 살기 어려운 반면 여성은 질병이 있더라도 끈질기게 장수에 이를 수 있다는 것을 간접적으로 설명해 주고 있다.

다음은 호르몬에 대한 영향을 언급해 보고자 한다.

성장 과정과 살아가는 생활 방식에 있어서 남성은 곧잘 위험을 감수하고 무모한 행동을 통해 파괴적이고 나쁜 생활 습관의 후유증으로 고통을 받을 가능성이 높다. 40대 이후, 남성 호르몬인 테스토스테론은 생물학적으로 저밀도 콜레스테롤 수치를 높이고, 고밀도 콜레스테롤 수치를 낮춘다. 혈관 속의 지방이 점점 쌓이면 동맥경화가 나타나고 혈압은 올라가게 된다. 따라서 남성들은 심장병이나 뇌졸중과 같은 질병에 걸릴 위험성은 높아진다.

또한 테스토스테론의 행동학적 작용은 공격적인 감정과 행동을 촉발한다. 혈관 속의 지방이 점점 싸여 심장병의 위험이 높아진데다가, 공격적인 감정과 행동은 혈압 상승의 원인으로 이어져 심장병에 걸릴 확률은 더욱 증가하는 것이다.

반면, 여성 호르몬인 에스트로겐의 역할은 저밀도 지단백 콜레스테롤 수치는 낮추고 고밀도 콜레스테롤은 높여 심혈 관계의 건강을 유지하는데 유익한 작용을 한다. 또한 에스트로겐은 항산화 물질로 작용하여 노화 방지를 돕는다. 세포 대사 과정에서 발생하는 자유라디칼은 세포를 손상시키고, 노화 과정에서 몇몇 신경계 질환과 혈관계 질환을 발생시킨다. 그런데 에스트로겐 같은 항산화 물질은 자유기를 먼저 없애기 때문에 세포 손상을 방지한다.

그러나 폐경기가 지나면 여성의 에스트로겐 분비가 감소한다. 에스트로겐이 줄어들면서 여성의 심혈 관계는 병에 걸릴 확률이 점점 높아진다. 그래서 60대부터 심장 질환의 위험성이 높아지는 것이다.

이러한 호르몬의 영향 외에도 여성들의 장수 요인은 바로 여성들의 성향이라 여겨진다.

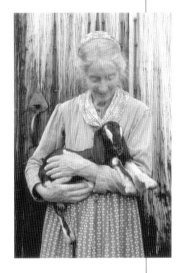

여성은 현실적으로 발생하는 신체적·정서적 손상에 덜 노출된다. 남성이 감정적으로 다른 사람들과 잘 어울리지 못하고 자신의 감정을 차단하는 반면, 여성은 대인 관계를 적절히 처리하고 유지함으로써 좀 더 강해진다. 스트레스 관리에 있어서도 여성들이 더 잘 대처하고, 이겨내는 경향이 강하다. 스트레스 지수 1위인 사별의 위기에 있어서도 남성보다 여성이 더 잘 극복하고, 사별 후에도 독립적으로 자신의 삶을 유지하고자 한다. 하지만 남성의 경우 아내가 먼저 세상을 떠난 뒤에 사별의 아픔을 쉽게 극복하지 못한다.

이외에도 여성은 남성보다 건강에 유리한 라이프스타일을 가지고 있다.

- 여성들은 남성보다 대체로 지방이 적은 음식을 먹는다(체중 관리에 더 민감함).
- 자외선 차단제를 신경 써서 바르려고 한다.
- 종교 생활을 통해 큰 문제가 닥치더라도 절망에서 벗어날 수 있는 믿음이 크다.
- 감성적인 취미 활동으로 춤, 음악을 즐긴다.
- 친구들과 수다를 떨고, 시장 구경을 하면서 기분 전환하는 것을 좋아한다.
- 잘 웃고 잘 운다. 감정과 느낌을 표현하는 데 익숙하다.

어떤 연구자들은 남성이 오래 살지 못하는 이유가 직장이나 사회라는 전쟁터 속에서 생기는 스트레스 때문이라고 주장한다. 가정을 책임지고, 사회생활에서 어떻게든 살아남기 위해 달려가는 남성들은 육체적·정신적 스트레스에 시달린다. 남성들은 순간적으로 스트레스를 잊어버릴 수 있는 술, 담배, 폭력 등의 유해한 습관에 길들여져 건강한 몸을 해칠 가능성이 높다. 따라서 남성들은 피할 수 없는 이러한 스트레스를 긍정적으로 잘 대처하려는 노력이 필요하다.

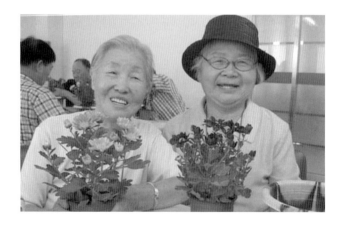

신체활동과
건강의 관계

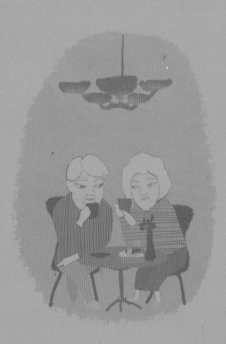

1. 신체활동과 인간

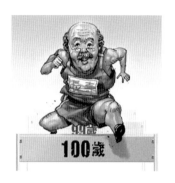

"나이 들어 운동을 시작하는 사람은 더 이상 노인이 아니다."라는 말이 있다. 운동은 건강, 노화, 수명이라는 단어들과 매우 밀접한 관련이 있다. 오늘날 신체활동이 나날이 줄어들고 있는 현실에서 운동은 선택사항이 아니라 삶의 필수사항이 되고 있다. 앞에서도 언급했듯이 움직임은 인간이 살아가는데 기본이다. 죽은 자는 절대로 움직일 수 없다.

살아 있다는 것은 곧 움직인다는 것이다. 건강한 사람이라도 20일 동안 가만히 있으면 환자가 된다는 말이 있다. 인체는 자극을 주지 않으면 신체의 여러 기관이 퇴화한다. 첨단 기계문명은 현대인을 자신도 모르는 사이에 운동 부족으로 생긴 병을 키워나가고 있다.

오늘날 소파에 기대어 꼼짝도 안하고, 군것질을 하면서 TV를 보는 안락의자증후군에 빠진 사람들이 늘어나고 있다. 이는 흡연가나 알코올중독증에 시달리는 사람들처럼 자신의 생명을 손안에 넣고 몸을 혹사시키고 있는 것이다.

많은 연구 결과들에 의하면 규칙적으로 운동을 한 사람은 주로 앉아만 있는 사람보다 사망할 가능성이 20% 적은 것으로 나타났다. 운동에 따른 혜택은 흡연, 고혈압, 고혈당과 같은 다른 위험요인의 나쁜 영향을 제거하는 것이다. 비록 담배를 피우거나 고혈압인 사람이라도 운동을 하면 정상 혈압에 담배를 피우지 않는 안락의자증후군인 사람들보다 사망의 위험이 그 만큼 낮다. 신체적 활동인 운동은 노인의 건강 유지를 위해 할 수 있는 가장 중요한 일인 셈이다. 따라서 신체활동은 다른 요인의 영향에 상관없이 성공적인 노화의 가장 핵심이 되는 과제임을 명심하자.

비록 배가 나오고 담배를 피우더라도 신체적 활동을 열심히 하는 것은 조기 사망의 위험을 감소시키고 다른 생활양식의 결점을 해독하는 작용을 실행하는 것이다. 운동을 통해 얻을 수 있는 혜택들은 참으로 다양하다. 게다가 이러한 혜택들은 신체의 건강을 저축하는 것과 다르지 않다.

하루아침에 당장 운동의 효과가 드러나는 것은 아니지만, 눈에 보이지 않는 세포 수준에서부터 놀라운 변화가 일어나기 시작한다. 변화는 신체뿐만 아니라 심리적, 사회적 측면에 있어 매우 긍정적인 효과를 가져다준다. 고령이더라도 이전에 전혀 운동을 하지 않던 노인들에게도 운동의 효과는 놀라운 위력을 발휘한다.

노인에 있어 적당한 운동은 심장과 폐의 기능을 원활히 할 뿐만 아니라 신진대사를 촉진시켜 전신의 골격과 근육을 유지시켜 준다.

운동 및 신체단련은 노인의 신체에 영향을 미치는 위험 요인들을 예방하고 완화해주는 효과가 있기 때문에 노인의 건강유지에 매우 중요하다. 관절염도 운동이 관절에 무리를 주어 관절염을 일으킨다는 일부 우려가 있지만 심하지 않는 규칙적인 운동으로 고통과 장애, 특히 골관절염과 류마티스성 관절염의 고통을 완화시켜 준다.

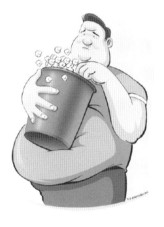

노인이 할 수 있는 운동으로는 조깅, 걷기, 스포츠댄스, 수영, 자전거 타기와 같은 유산소 운동과 스트레칭, 아령, 요가 등의 무산소 운동을 꼽을 수 있다. 그 외에도 생활 속에서 레크리에이션으로 즐기는 당구, 게이트볼, 산책 등이 권할 만한 종목이다.

2. 목숨 걸고
운동해야 하는 이유

1 운동은 인체의 생명력을 유지하는 데 결정적인 역할을 한다

운동으로 일주일에 500칼로리 정도를 소모하는 수준으로도 사망률을 낮추는 효과를 얻을 수 있다. 그러나 더 많은 효과를 얻기 위해서는 일주일에 500칼로리 이상, 자신의 체력에 맞게 운동 강도를 설정하고 즐겁게 운동하는 것이다.

노인의 육체적 운동은 혈압을 낮출 수 있고, 심박출량을 증가시킬 수 있다. 체계화된 근육 저항 운동을 통해서 재가 노인의 근력은 150% 정도 증가될 수 있다. 다수 연구의 결과들에 의하면 노화에 따른 신경 연접부 기능과 신경 전도 속도에 미치는 영향을 지연시키거나 개선시킬 수 있다고 하여, 노화에도 불구하고 기능예방과 기능 호전의 가능성을 제시하고 있다.

1990년대에 들어와 운동을 통해서 심장병과 암의 발병률이 매우 감소할 수 있다는 사실 사람들에게 널리 인식되었다. 지구력 운동으로 얻을 수 있는 심혈관 계통의 유익을 다음에 정리하였다.

『뉴스타트 건강 법칙』에서는 적당한 운동을 다음과 같이 요약하고 있다.

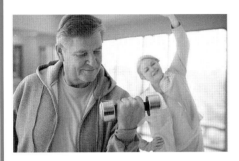

- 안 움직이는 것은 죽음을 의미한다.
- 걷고, 마당 쓸고, 빨래하고, 청소한다.
- 최소한 하루 3km 이상 걸어야 한다.
- 움직이면 혈액순환이 잘 되어 영양공급과 노폐물 배설이 잘 되고 생기가 돌고 스트레스가 해소된다.
- 웬만한 질병은 운동으로 예방되고 치료된다.
- 특히 당뇨병, 동맥경화증, 고혈압, 심장병, 통풍 같은 병은 운동으로 예방 치료된다.
- 그러나 폐결핵, 관절염, 심한 심장병, 심한 고혈압 등은 전문의와 상의해야 한다.
- 가장 좋은 운동은 걷기와 체조이다. 과격한 운동은 해롭다.

혈액이 응고되지 않는 응혈 경향성의 감소는 지구력 운동의 결과이며, 이는 심장마비와 뇌졸중을 예방한다. 지구력 운동은 HDL 역시 증가시킨다. 수년간 지구력 운동은 좋은 콜레스테롤인 HDL의 수준을 상승시키는 중요한 요인으로 알려져 왔다. 최근 연구에 따르면 운동과 HDL 수준이 서로 비례 관계인데, 운동을 하면 할수록 HDL의 수준이 높아진다고 알려져 있다.

남성 3천 명을 대상으로 실험한 결과, 그들의 운동량에 따라서 HDL을 측정했는데, 운동량이 많을수록 평균 HDL 수치가 높아지는 것을 확인하였다. 이 연구에서 흡연자는 실험 대상에서 제외하였다. 왜냐하면, 흡연은 HDL 수치를 저하시키기 때문이다. 또한 운동을 하면 금연 성공률이 높아진다는 연구 결과도 있다. 실제로 미국의 브라운대학 연구진들은 운동하는 여성들이 그렇지 않은 여성들보다 흡연을 다시 시작하는 경우가 더 적다는 것을 발견했다.

한편, 운동이 당뇨병과 고혈압 환자들에게 유익하다는 점은 이미 잘 알려진 사실이다. 운동은 또한 에너지를 높이고 면역 체계를 강화시키는 데 없어서는 안 될 요소이다.

결과적으로 지구력 강화 운동은 인체의 순환계를 비롯한 모든 각 기관의 기능을 원활해지도록 조절하는 효과를 발휘하여 질병을 예방하고 건강한 노후를 만끽하게 해준다.

두 집단의 노인성 치매 환자들의 대화 기술을 향상시키려는 흥미 있는 연구가 진행되었다. 한 집단은 걷기 운동 프로그램을 따르고 다른 집단은 대화에 관한 강의를 들었다. '대화 치료' 집단이 대화 기술에 뚜렷한 향상을 보이지 못한 반면, 운동 집단에서는 40% 이상이 현저한 대화 기술의 향상을 경험했다.

운동의 효과에 대한 이러한 연구 사례들을 감안할 때 놀라운 사실은 누구나 규칙적으로 운동을 하기만 하면 광범위한 질병을 예방할 수 있다는 것이다. 현재 추정하기로는 미국 사회의 운동 부족은 관상 동맥 심장 질환, 대장암, 당뇨병과 같은 세 가지 질병으로 인한 사망 원인의 1/3을 차지하는 것으로 추정된다.

지구력 강화 운동의 다른 효과

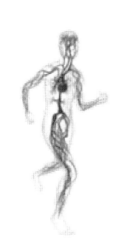

- 뼈를 강화시킨다.
- 당뇨병을 예방하거나 조절하는 것을 돕는다.
- 비만 조절을 돕는다.
- 특정 암의 위험률을 감소시킨다.
- 불안을 조절하는 데 도움을 준다.
- 우울증을 치료한다.
- 스트레스 조절 메커니즘을 향상시킨다.
- 알츠하이머(노인성 치매) 증상을 예방한다.
- 간헐성 다리 통증을 개선한다.
- 퇴행성 관절염을 조절한다.
- 섬유 근통증을 개선한다.

2 운동과 세포의 활성화

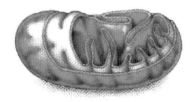

같은 숫자의 미토콘드리아를 가진 사람일지라도 에너지를 비교적 효과적으로 생산하는 사람이 있고 이와 반대로 매우 비효율적으로 생산하는 사람이 있다. 미토콘드리아의 숫자가 정상이고 효율적으로 활동하는 경우 피로감이 매우 낮다는 것이다.

피로감을 낮추기 위해서는 무엇보다 세포 내의 변화가 일어나야 한다. 라이프스타일과 운동에 의해서 미토콘드리아의 효율성이 결정된다.

미토콘드리아가 활력이 떨어져 있을 경우, 퇴근을 하면 곧장 드러누워 꼼짝도 하지 않게 된다. 만사가 귀찮아지게 되는 것이다. 신선한 음식물 섭취와 적당한 운동은 세포를 활성화시킨다. 세포의 활성화는 T 임파구에 활력을 주어서 인체의 저항력을 강화시킨다. 운동이 세포에 미치는 영향은 이처럼 근본적이다.

운동은 에너지를 소모시킬 뿐 아니라 세포의 건강과 활력에 놀라운 영향력을 행사한다. 운동을 통하여 세포들을 활성화시킬수록 사람은 건강해지고 젊어진다. 세포가 늙었다는 말은 미토콘드리아가 늙었다는 말과 통한다. 원래에 4개인 미토콘드리아가 3개로 줄었으면 그만큼 노화가 진행되었음을 뜻한다.

운동하지 않는 40세 남자의 뼈는 운동하는 70세 남자의 뼈보다 더 노화된다. 꾸준히 운동을 해온 70세 노인의 근육과 운동을 하지 않는 30대의 근육을 비교하면 근육의 질이 비슷하게 측정된다. 운동을 규칙적으로 하는 사람은 나이에 비해 신체적으로 훨씬 더 젊은 상태인 것이다.

운동은 노화 현상뿐 아니라 호르몬의 생산, 성장력, 면역성과도 긴밀한 관계를 맺고 있다. 운동을 지나치게 하는 경우와 전혀 하지 않는 경우, 여성 호르몬은 점차 저하되지만, 규칙적이고 적당히 운동을 한 경우, 여성 호르몬의 밸런스는 매우 좋은 상태를 유지하게 된다.

특별한 이유 없이 오랜 세월 동안 아이를 갖지 못한 부부가 생명의 원칙에 따라서 규칙적으로 열심히 운동한 결과 자녀를 갖게 된 경우는 의외로 많다.

몸의 상태나 호르몬의 밸런스에 따라서 세포가 얼마나 에너지를 생산해 낼 것인가가 결정된다. 비만증은 단순히 몸이 뚱뚱해지는 것이 아니다. 몸속에 생긴 여러 가지 문제 중 하나가 비만이라는 현상으로 나타나는 것일 뿐이다. 그러므로 비만증을 해결하기 위해 단순히 살을 빼려고 하는 것은 무지한 생각일 뿐 아니라 불가능한 방법이다. 몸속에 지방 세포가 쌓이게 된 근본 원인을 제거하지 않고 복부 지방 제거 수술을 받는다든지 과도하게 음식의 섭취량만을 줄이는 것은 의미 없는 일이다. 세포가 좋아하는 음식물을 섭취하고 깨끗한 물을 충분하게 마셔주면서 운동을 규칙적으로 하면 세포의 활동은 살아나게 되고 그 결과 몸 안에 있는 노폐물과 불필요한 지방 축적물들은 제거되거나 배출된다. 이렇게 되면 혈색은 좋아지고 몸무게는 자연스럽게 줄어드는 것이다.

건강이란, 정적인 것이 아니라 동적인 것이다. 비록 잠이 들어 안정을 취하고 있을 때에도 살아 있는 몸은 에너지원을 부교감신경의 작용으로 쉼 없이 만들어내고 있는 것이다.

운동으로 신체 전체의 기능을 높여 신진대사가 활발해지면, 잠자고 있을 때의 신체 기능도 높아지고 활발한 세포활동을 하게 된다. 그렇게 되면 인생은 활기차고 건강한 삶이 되는 것이다.

3 영양과 운동의 보완 작용

영양과 운동은 서로 보완하는 작용을 한다. 영양은 단독으로보다 운동을 병행해야 더욱 많은 건강 효과를 얻을 수 있다. 심장 질환, 암, 당뇨병과 같은 질병의 경우에도 마찬가지이다. 아무리 식사를 바르게 하고 소식이라는 훌륭한 식습관을 가져도 체력은 환자처럼 되기 때문에 질병을 극복할 수 없다.

즉, 식사만으로는 완벽한 건강을 찾을 수 없다. 운동선수들은 지구력을 향상시키기 위해서 운동과 함께 채식을 통하여 영양을 섭취해야 한다는 운동 과학 보고서의 내용은 운동과 영양의 긴밀한 관계를 잘 보여준다.

article, 규칙적인 운동에 비타민 E 보충제 복용

규칙적인 운동에 비타민 E를 병행하면 노화를 지연시키는 데 도움이 된다는 연구결과가 나왔다.

이 같은 사실은 간호학 전문지인『생물학적 간호연구』최신호에 발표된 미국 플로리다대학 간호대학 제임스 제섭 박사의 연구보고서에서 밝혀졌다고 의학뉴스 전문 통신 헬스 데이 뉴스가 11일 보도했다. 제섭 박사는 60~75세의 건강한 남녀 59명을 대상으로 조사 분석한 결과 규칙적인 운동을 하면서 비타민 E 보충제를 복용한 사람이 그렇지 않은 사람에 비해 노화와 질병을 촉진하는 산화 스트레스의 정도가 현저히 낮은 것으로 밝혀졌다고 말했다.

운동은 하지 않고 비타민 E만 복용하더라도 산화 스트레스가 상당히 줄어드는 것으로 나타났다. 이 결과는 40세가 지난 사람들은 적당한 규칙적 운동과 비타민 E 보충제 복용을 통해 파괴적이 성질을 가진 유리기가 노화되어 가는 신체에 미치는 영향으로부터 보호받을 수 있음을 시사하는 것이라고 제섭 박사는 말했다.

제섭 박사는 "우리가 젊었을 때는 유리기에 대항할 수 있을 만큼 충분한 항산화물질이 체내에서 만들어지지만 30대 후반에서 40대 초반이 되면 유리기는 증가하는 반면 항산화물질은 줄어들기 시작한다."고 밝혔다.

우리 몸에서는 대사활동의 부산물인 유해산소분자 유리기(遊離基)가 항상 생성되면서 세포를 손상시킨다. 산화 스트레스라고 불리는 이러한 과정은 세포, 조직, 기관을 손상시킴으로써 노화를 촉진하고 질병을 유발하게 된다.

유리기는 암, 알츠하이머병을 포함, 약 2000여 가지 질병을 유발하는 것으로 알려지고 있다. 비타민 C와 E, 베타카로틴에는 산화 스트레스를 억제하는 항산화 성분이 많이 함유되어 있다.

—연합뉴스, 2003. 9. 1

4 삶의 질 향상

운동이 삶의 질을 향상시켜주는 효과는 육체적인 부문에 한정되지 않고 정신적 활동 분야에까지 이른다. 30대 중반 사람들뿐만 아니라 노인성 치매 증상이 없는 80대 노인들까지도 9주에서 10주 동안의 유산소 운동 프로그램을 실천한 후에 기억력이 상당히 좋아졌다는 사실이 밝혀졌다. 실제로 노령에도 운동량을 늘릴수록 정신적 기능이 점진적으로 향상된다. 한 연구 기사에는 "활동 수준과 인지(정신) 능력 사이에는 정비례 관계가 있다."라는 내용이 실렸다.

국립 정신건강연구소의 연구진들은 운동에서 얻는 또 다른 중요한 삶의 질을 다음과 같이 규명했다.

① 활력과 기운을 샘솟게 하여 정신 건강과 행복에 이바지함.
② 기분이 좋아지는 호르몬이 샘솟아 불안, 긴장과 같은 스트레스가 단기간에 감소함.
③ 근심의 장기적 감소.
④ 중증의 우울증이 장기간에 걸쳐 감소함.
⑤ 근육 긴장, 심 박동률, 일부 스트레스 호르몬 수치 감소.

건강 전문가들이 환자들에게 운동하도록 동기를 유발하기 위해 수년 간 생명을 위협하는 질병 예방을 위한 운동의 중요성을 강조해 왔으나 그것은 운동을 장려하는 가장 효과적인 방법이 아니다. 삶의 질의 다양한 면을 향상시키는 것이 규칙적으로 운동하는 큰 이유이다.

1990년 『Runner's World』라는 잡지에서 구독자 700명을 대상으로 운동하는 이유에 관한 설문 조사를 실시하였다. 운동을 하는 가장 많은 이유는 삶의 질과 관련된 것이었다. 심장병과 같은 질병을 예방하기 위해 운동하는 경우는 42%에 그쳤고 나머지는 모두 삶의 질을 높이려고 운동을 한다고 응답했다.

삶의 질에 운동이 미치는 영향을 알아내기 위한 연구가 계속되고 있다. 하버드대학의 연구진은 최근 운동이 성인 당뇨병 유발 위험률을 감소시킨다는 사실을 발표하였다. 일주일에 한 번만 운동을 해도 당뇨병의 위험성을 29%나 감소시킨다. 다른 연구에서는 규칙적인 운동이 청력 상실을 막는 데 도움이 될 수 있다는 사실을 입증하였다. 오하이오 주 마이애미대학의 헬라니 알레시오 박사와 동료들은 28명의 사람들을 비교적 큰 소음에 노출시켰다. 규칙적으로 운동하는 사람들은 운동으로 말미암아 산소가 풍부한 혈액이 귀의 미세 혈관을 통하여 순환이 잘 되었기 때문에 청력이 잘 유지되는 결과를 얻었다.

미국의 질병 관리 센터와 스포츠 의학회에서는 운동의 광범위한 건강 효과를 얻기 위한 이상적인 운동 계획표를 제시했다. 종전에는 일주일에 3일씩 운동을 하면 충분하다고 하였지만, 이 계획표에서는 "일주일에 7일, 매일 30분 이상 적당한 강도의 신체적 활동을 해야 한다."라고 제시하였다.

5 면역 시스템의 향상

운동을 하면 면역 시스템을 향상시켜준다. 운동은 폐, 대장, 자궁, 난소, 질 그리고 자궁경부암과 같은 파괴적인 암에 특별한 도움이 될 뿐 아니라 일반적인 암의 위험도 감소시킨다. 운동은 면역계를 광범위하게 자극하는 효과를 가져온다. 다수의 자연 면역 살상 세포들과 화학 물질들이 운동에 의해서 증가된다. 암을 예방하기 위해서 어느 정도의 운동을 해야 하는지는 정확하게 밝혀지지 않았지만, 꾸준히 운동을 하는 것은 매우 중요하다.

하지만 적당한 운동이 면역계에 유익하다고 해도 과도한 운동은 그렇지 않다는 것을 주의할 필요가 있다. 완전히 탈진되기까지 하는 운동은 신체의 면역력을 감소시킴으로써 역효과를 일으킬 수 있다.

운동(Exercise)이란 어원을 살펴보면 'Ex = out, cise = to cut'으로 생체 내부의 항상성을 깨뜨린다는 의미이다. 즉, 인체의 항상성을 변화시키는 생리적 스트레스 원이라 볼 수 있다. 하지만 운동으로 인해 깨진 항상성에 인체는 놀랍도록 적응하고 발전한다. 가는 팔뚝이 운동으로 굵어지고 힘이 강해지는 것은 인체의 놀라운 적응에 따른 결과이다. 조금만 계단을 오르고 내려도 숨이 차서 힘들어하던 폐와 심장이 운동 3개월 만에 거뜬히 계단을 오르고 내리는데 별로 힘들지 않게 되는 것도 인체의 놀라운 적응의 결과이다.

단, 주의할 점은 건강을 위해 운동을 할 때 인체가 적응할 수 있는 한계를 넘어서는 안 된다는 것이다. 나이, 건강 상태, 체력수준을 무시한 격렬한 지구성 운동, 탈진적 운동 트레이닝 등은 오히려 유해 활성산소를 과다 생산하여 노화를 촉진하고 면역기능을 저하시켜 감기, 피로, 불면증 등의 부작용을 일으킬 수 있다.

6 혈액을 맑게, 혈액 순환은 팡팡

운동은 하면 할수록 혈액 순환이 잘 된다. 또한 운동은 산성화 되고 오염된 혈액을 맑게 정화시켜 준다. 질병의 회복을 앞당기고, 장례식 날짜를 연기하는 데도 운동은 필수적이다. 온몸의 기능이나 신진대사를 떨어뜨려서는 결코 건강을 유지할 수 없기 때문이다.

인체에는 '응용성 위축'이라는 원리가 작용하기 때문에 사용하지 않는 기관은 퇴행하여 위축된다. 인체가 살아가는 데 필요한 최소한의 식사량을 억제해도 운동을 소홀히 한다면 온몸의 신진대사는 저하된다.

오늘날 사람들은 과도한 피로보다 운동 부족으로 죽어 가고 있다고 보는 편이 옳다. 훨씬 많은 사람이 닳아 없어지기보다 녹슬어 없어지고 있는 셈이다. 야외에서 적당한 운동을 하는 사람들은 일반적으로 활발한 혈액 순환으로 건강한 삶을 누릴 수 있다. 자유롭게 하늘의 상쾌한 공기를 마시면서 걷거나 꽃과 작은 열매들 그리고 채소를 가꾸는 아침 운동은 건강한 혈액 순환을 위해 매우 필요하다. 가벼운 아침운동은 감기와 기침, 뇌출혈과 폐울혈, 간, 신장, 폐의 염증과 기타 수많은 질병을 방지하는 가장 확실한 예방책이다.

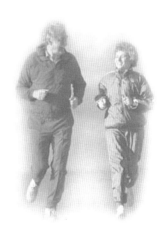

Mono Column 운동이 주는 기쁨

운동이 좋다는 것은 더 이상 말할 필요도 없다. 운동의 많은 장점 중 쉽게 경험할 수 있는 운동이 주는 기쁨 두 가지로 나누어 살펴보자.

인체 주요 기관의 예비량(여유 분량)을 늘려준다

근육에 산소를 공급해주는 호흡기와 혈액 순환기의 여유분 양이 많이 늘어난다. 즉, 일정한 시간동안 흐르는 혈액의 양이 늘어나게 된다. 항상 운동을 하는 사람들은 운동을 하지 않은 상황일지라도 꾸준히 운동을 시작하기 전보다 더 많은 혈액의 양이 흐른다. 심장 박동수는 낮고 일회 박출량은 높아져 심장의 예비력이 증가한다. 또한 운동은 근육 활동이 경제적으로 이뤄지게 한다.

똑같은 운동을 하면서 에너지 소비량이 줄어든다. 즉 산소를 더 적게 소비하고, 혈액 속에 젖산이 더 적게 쌓인다. 운동하는 사람은 피로를 덜 느끼고 육체적으로 힘든 일을 잘 수행한다. 신진대사 활동이 활발하게 이뤄지므로 혈액 속의 콜레스테롤 양이 적으며 동맥 경화로 인한 불의의 사고를 예방할 수 있다. 근육 활동은 칼슘의 손실을 막아주고 뼈를 튼튼하게 유지시켜 준다.

면역체계를 강화시킨다. 운동하는 사람은 병이 잘 나지 않고 병이 나더라도 더 빨리 회복된다. 운동하는 사람은 매일 아침 운동을 하고 싶어 하는 습관이 생기며 삶에서도 적극적으로 행동하게 된다. 즉, 운동하는 사람은 삶의 활력이 넘친다. 이것은 모든 면에 있어서 생산성을 높여준다. 이러한 모든 효과는 우리 신체의 예비능력(여유분 양)이 늘어남으로써 생기는 활력에 기인한다.

기분을 좋게 만든다

근육이 운동을 하고 있는 동안 뇌 속에서는 엔도르핀(endorphin), 엔케팔린(enkephalin) 같은 일련의 생리 활성물질이 작동한다. 이들 생리 활성물질은 오피오이드(opioid)라고 불리는 현상으로 화학구조가 아편(모르핀)과 비슷하다. 근육 운동은 오피오이드 현상을 일으키고 신경계가 그것을 느끼도록 만든다. 아편처럼 엔도르핀과 엔케팔린은 아픔을 느끼지 못하게 만든다. 이들 물질은 뇌의 기능을 향상시키고 지구력을 증대시키며 기분을 좋게 만들어 준다.

3. 노인과 운동

　나이가 들어가면서 이유 없이 피곤하고, 다리가 무겁고, 밤에 잠이 잘 안 오고, 스트레스에 예민해지며, 식욕 조절이 잘 안 되는 등 일상생활에서 전과 다른 신체적, 심리적인 문제들이 발생하게 되면 주저 말고 '운동'을 시작해 보라.

　노년이 되어 허약해지는 신체는 바로 '운동'을 통해 회복 가능하다. 늙고 약한 사람들도 운동을 통해서 근력, 균형감각, 걷기 능력과 유산소성 능력을 현저하게 증가시킬 수 있다.

　"노화의 시계를 되돌리려면 무엇이 필요한가?"라고 묻는다면 대답은 의외로 간단하다.

　현재의 연령, 지금의 모습, 상황 등 보다 규칙적인 운동, 운동량, 활동의 강도와 지속 시간과 같은 운동 요소와 얼마나 즐겁게 열심히 참여하는가에 따라 성공이 좌우된다.

　노인에게 운동은 젊은 사람들과 같이 예방 및 만족감의 차원이 아니라 독립적인 생활을 가능하게 하고, 삶의 질을 유지하게 하는 중요한 요소이다. 적절한 운동은 신체적, 심리적, 사회적으로 긍정적인 영향을 준다. 특히, 지구력 강화 운동은 심혈관계에 주는 유익이 크다. 또한 그로 인해 광범위한 유익을 얻을 수 있다.

　현재 미국에서 운동 부족은 관상동맥 심장질환, 대장암, 당뇨병과 같은 세 가지 주된 질병으로 인한 사망원인의 1 / 3을 차지하는 것으로 추정된다. 사망으로 이어지는 질병들은 운동을 통한 건강한 생활 습관으로 예방이 가능하다. 운동은 건강한 노후를 맞이하며 수명 연장의 소망도 이루어준다.

　앞에서도 언급했듯이 노인의 건강을 증진하는 데 중요한 요소들은 단순한 수명 연장이 아니라 기능적 독립성을 개선하는 것이다. 노년기 활동의 자유와 개인적인 만족감을 위해서는 어느 정도의 기능적인 독립성이 필요하다. 대부분의 노인들은 죽을 때까지 독립성을 유지하기를 원한다. 그러나 대부분의 노인들은 죽을 때까지 독립성을 유지하기를 원하기만 할 뿐 정작 움직이지는 않는다. 게다가 부적절한 영양섭취, 질환 때문에 독립성을 유지하는 데 필요한 기능을 잃고 있다. 건강하고 독립적인 삶을 유지하기 위해서는 정상적 노화에 따른 신체적 장애와 신체활동의 부족으로 인한 기능의 손실을 예방하는 규칙적인 운동이 절실히 요구된다.

로위와 칸(Rowe & Kahn)은 긍정적인 노화 과정을 질병이 없는 상태, 삶을 즐길 수 있는 상태, 정신적 신체적 적합한 상태로 제시한다. 그는 노화 과정을 긍정적으로 변화시키고, 질병을 예방하기 위해서는 규칙적이고 장기적인 운동이 노인에게 반드시 필요한 항목이라고 지적하였다.

하지만 오늘날 규칙적인 운동으로 건강을 관리하는 노인의 인구는 약 20% 정도에 불과하다고 한다. 노인이 운동을 하지 않는 이유로는 시간 부족, 가족에 대한 책임감, 가족이나 친구의 지지 부족, 운동시설에 대한 접근성과 이용 가능성의 부족, 비용의 문제, 같이 운동을 할 사람이 없고 노인은 나약하다고 믿는 사회적 편견이 거론된다. 이와 함께 운동에 대한 개인의 지각에 영향을 미치는 외적 장애와 에너지, 동기화 및 욕구의 부족, 만성적인 통증, 피로와 같은 건강상의 문제, 단지 운동을 하기 싫거나 운동과 관련된 불쾌한 감각들, 운동의 이익에 대한 지식 부족, 운동 중에 갑작스런 죽음이나 낙상에 대한 두려움 등과 같은 내적 장애가 포함되기도 한다. 또한 연령, 성별, 교육수준, 경제상태, 동거가족의 유무, 운동 장애, 운동에 대한 사회적 지지, 운동에 대한 자기 효능, 운동의 효과에 대한 인지, 운동을 즐기는 것, 과거의 운동 경험, 건강 상태에 대한 주관적인 인식 및 건강 통제가 노인의 운동 행위 실천에 영향을 미치는 요인으로 나타난다. 따라서 노인에게 운동을 시작하도록 하는 것은 쉬운 일이 아니다. 운동 프로그램을 시작한 노인의 약 50%정도가 3개월에서 6개월 사이에 중지할 정도로 지속하기란 쉽지 않다.

지속성이 없이는 운동의 효과를 기대할 수 없다. 지속적인 운동을 위해서는 스스로의 동기 유발과 적극성이 유도되어야 한다. 따라서 운동과 관련된 체육 및 보건의료 전문가들의 노력과 관심이 필요하며 효과적인 동기 부여를 위한 운동 프로그램의 개발과 적용이 요구된다.

노인 운동 프로그램에 지속적으로 참여하는 데 영향을 미치는 요인들은 개인적인 변인, 환경적인 변인 그리고 중재 변인으로 나누어 볼 수 있다.

- 개인적 변인 : 연령, 생활양식, 신체·정서적 건강, 태도 및 신념과 같은 개인적인 특성
- 환경적 변인 : 가족, 친구, 의료진·운동 처방사의 지지, 프로그램을 시행하는 장소
- 중재 변인 : 프로그램의 대상 행위, 목표, 기간, 참여 전략 등 건강을 증진시키는 여러 프로그램에 참여하도록 하는 데 가장 큰 변수

노인이 규칙적으로 적절한 운동을 함으로써 얻을 수 있는 이익은 신체적, 정신적, 사회적 측면에서 살펴볼 수 있다. 그중에서도 노인 운동은 신체적 기능을 유지하고 독립성을 증가시키는 것이 주된 목적이다. 노인 운동은 약물 의존도를 감소시키고, 기능적으로 독립된 생활을 위한 유지비용의 절감을 통해 삶의 질적 향상을 가져다 준다.

운동을 통해 활동수준을 증진시키면 사망률을 낮출 수 있다. 60세 이후 75세 이전 실시되는 운동이라고 하더라도 효과가 있다. Framingham Heart Study에서도 중등도의 활동적인 노인 여성들은 덜 활동적인 여성들보다도 10년 이후의 사망률이 크게 낮았다고 보고할 정도이다.

1 **신체적 측면의 이익**

만성적으로 가지고 있는 질환에 대한 치료 효과 증진

질환 후의 회복 시간 단축

심혈관 질환이나 암 발생의 위험 감소

심혈관계의 지구력

근력 및 근육의 지속력

유연성과 균형감각의 향상

민첩성의 유지

자가 간호 능력 향상

대뇌와 소뇌의 기능 증진

일상생활 활동 능력의 유지

2 **정신적 측면의 이익**

우울 및 불안의 감소

신체상(body image) 및 자긍심의 향상

독립성의 증가

개인적 안녕감과 삶의 의욕 증진

3 **사회적 측면의 이익**

사회적 활동의 참여도 증가

의료비 지출의 감소

Bortz 등이 주창한 'Use it or lose it' 이론은 육체의 활동력을 사용해 나가는 것이 육체적 기능손실을 예방하는 데 필수적이며, 노인에서의 생리적 기능감소는 노화 과정뿐만이 아닌 활동성 감소에 따른 퇴행이라고 말하고 있다. 이 이론에 근거하여 무활동 노인(inactive elderly)이 적절한 운동 프로그램을 시작하면 최대 산소 소모량(VO2max)으로 측정되는 생리적 연령 증가로 인한 노화를 최소화할 수 있으며 근력 강화 운동과 유산소 운동에 대한 적응력을 향상시키는 것으로 나타났다.

걷기, 조깅, 사이클링, 수영과 같은 에어로빅 시스템이 가동되는 운동은 심혈관계의 질병 감소와 위험 감소, 과도한 긴장과 고지혈증(dyslipidemia), 당뇨와 같은 질병의 위험을 감소시키는데 유익하다. 매일 규칙적으로 걷기를 하는 미국인들은 비교 집단인 좌업 생활을 하는 사람들에 비해 신체의 하체 장애가 50~80% 적다는 사실이 보고되었다. 50세 이상의 달리기 선수들은 비교집단인 일반 성인에 비해서 신체장애가 지연된다는 사실도 보고되었다.

운동이 유산소 능력과 혈압에 미치는 유익한 영향은 80세가 넘어서 운동을 시작한 노인들에게서도 발견되었다. 지구성 운동이 심혈관과 호흡기 기능을 개선시키는 것은 명백하며, 인생 후반기의 장애를 감소시킨다는 사실을 명심해야 할 것이다.

노인의 신체 기능 유지와 질병률, 사망률 감소를 위해서는 지구력 훈련 외에도 근력, 평성성, 유연성 운동을 포함하여 소실되는 근육의 양을 낮추고 뼈의 밀도를 증진시키는데 힘써야 된다. 또한 자세의 안정을 개선하기 위해서는 평형 운동과 관절의 가동 범위를 향상시키기 위한 유연성 운동(요가, 스트레칭 체조 등)이 권장할 만하다.

노인 운동에 있어서 운동은 다음과 같은 성격을 갖는다.
- 근력, 지구력, 심폐기능의 최적화
- 운동성과 유연성, 안전성, 이완
- 균형과 조화 및 기능적 기술(Functional skills)의 유지, 복원, 증진
- 기능 이상의 예방

미국 스포츠의학회(ACSM, 1998)가 제안한 노인의 건강증진을 위한 운동 프로그램은 근육량이나 근력의 유지, 요통 예방이나 원활한 일상생활을 위해 저항 운동, 유산소 운동, 유연

성 운동을 권장하고 있다. 저항성 운동은 노인이나 신체적으로 허약한 사람에게 요구되는 적당한 골격근의 유지 또는 발달, 신체 기능의 개선에 필수적이다. 실제로 노인도 젊은 사람들과 마찬가지로 저항성 운동을 하면 근력이 증가된다. 증가된 근력은 근육량 및 골량, 이동능력, 낙상과 상관이 높은 평형성을 개선시켜 골절을 예방하는 데 크게 도움이 된다.

일반 성인의 경우, 직업 활동이 주가 되면서 여가시간은 종속적인 개념으로 간주되지만, 노인의 경우 직업 활동보다는 여가시간이 주가 될 수 있다. 따라서 여가시간을 효과적으로 보내는 방안은 노인의 육체적, 정신적 건강유지에 결정적으로 역할한다. 운동·스포츠는 노인에게 건강, 행복, 정서적 성숙, 도덕심, 협동심, 경쟁심, 민주시민정신과 같은 사회적, 심리적, 생리적 가치를 제공해주며, 사회적으로 신분체계 및 문화적 가치를 되새기게 해주는 중요한 경험이 된다.

스포츠는 신체활동을 수반하는 경쟁을 그 특성으로 한다. 때문에 스포츠의 주된 목적적 행위는 경쟁적인 욕구의 충족을 통한 자기실현이라 할 수 있다. 운동의 즐거움은 운동 그 자체가 가져다준 쾌감이나 충족감, 운동과 더불어 수반되는 경험, 운동을 수단으로 획득되는 가치 등을 망라한다.

이와 같이 운동을 행하는 습관은 다양한 기쁨을 맛보게 해주는 기회를 제공한다. 운동의 즐거움으로 충족되는 욕구는 그만큼 다양하다. 노인기에 있어서 운동·스포츠는 정신 건강을 높이는 효과가 있다. 활동성이 높은 고령자일수록 지적 능력의 저하가 적다. 고령자일수록 여가를 활용해서 창조적 활동에 노력해야 한다. 때문에 나이가 늘어감에 따라 운동을 지속하며 인생을 풍부하게 적극적으로 살아가는 것이 필요하다. 스포츠의 신체활동성은 신체적 성숙과 신체적 제 능력의 발달에 관련되기 때문에 스포츠를 신체발달과 건강 체력 문제의 해결수단으로 이용할 만하다.

Shephard(1986)는 노인들에게 여가활동으로부터 신체적으로 얻어지는 운동 효과는 특히 중요한 일이라고 본다. 잘 짜인 운동계획은 인생의 만족감을 증가시킬 뿐만 아니라 근력의 증가, 관절의 유연성, 지방축적의 분산, 뼈의 미네랄 손실방지 등과 함께 최대산소섭취량을 적어도 20%는 증가시킨다고 말한다.

노인들이 여가시간에 운동을 수행함으로써 심폐기능 향상, 혈압 감소, HDL / LDL 비율 증가에 따른 관상동맥질환 발생률 감소, 비만 방지, 근육기능 향상 등과 같은 건강의 혜택을 얻을 수 있다. 때문에 운동은 노화의 방지 및 노화에 따른 부정적인 체력의 소유를 최대한 방지하는 유용한 치료수단이다. 따라서 모든 사람은 노년기 신체의 건강을 유지하기 위하여 활동적인 생활을 하는 것은 의심할 여지가 없다.

운동은 스트레스를 대처할 수 있는 근력, 전반적인 감정의 발달, 불안의 감소, 상상력의 증가, 오감의 발달, 자신감의 증가, 작업능률, 지구력 그리고 독립생활에 필요한 체력을 높일 수 있다. 하지만 이러한 효과는 전문가의 도움으로 운동 수행 시 적절하고 안전한 프로그램을 실행함으로써 효율성을 높일 수 있다. 개별적이고 체계적인 운동 처방에 의한 프로그램 적용은 운동으로 인한 부작용, 역효과를 차단할 수 있기 때문이다. 특히 노인층은 체력이 크게 쇠퇴한 상태이고 운동부하에 대한 저항능력이 취약하기 때문에 적절한 운동의 종목을 선택하고 운동의 적절한 강도를 선택하는 일이 매우 중요하다.

노인들이 운동을 할 때는 개인의 체력 상태나 질환의 종류와 정도에 따라 운동의 빈도, 강도, 시간, 종류 그리고 증강에 대한 세부 계획을 세워야 한다.

4. 운동 종류

1 유산소 운동

유산소 운동은 달리 표현해서 에어로빅스(Aerobics), 에어로빅운동이라고도 한다. 유산소운동은 극심하게 숨이 차지 않으며 큰 힘을 들이지 않고도 할 수 있을 뿐만 아니라 몸 안에 최대한 많은 양의 산소를 공급하여 심장과 폐의 기능을 향상시키고 혈관조직을 강화하는 효과를 얻을 수 있다.

유산소 운동은 전신의 큰 근육들을 지속적으로 사용하고 심폐기관에 지속적으로 자극을 주는 지구성 운동이다. 요컨대 이 운동은 산소를 지속적으로 사용하는 대사 작용을 촉진한다. 보통 3분 이상 운동을 지속할 때 신체는 산소를 공급받아 신체 내에 탄수화물과 지방을 분해시켜 나오는 에너지로 ATP를 합성하여 운동에 필요한 에너지를 공급한다. 산소의 공급과 지방이 에너지 생성원으로 사용되기에 산소를 근육으로 전달해 주는 기능, 즉 심장, 혈관, 혈액 등의 순환기능과 폐, 기관지 등의 호흡기능을 향상시켜준다. 즉, 산소 소비량의 증대로 심장 박동수와 호흡수를 높이는 운동인 유산소성 운동을 장기간에 걸쳐 규칙적으로 실시하면 운동 부족과 관련이 높은 고혈압, 동맥경화, 고지혈증, 허혈성 심장질환, 당뇨병 등의 성인병을 적절히 예방할 수 있을 뿐만 아니라, 비만 해소와 노화 현상을 지연시킬 수 있다.

라인댄스, 에어로빅댄스, 빨리 걷기, 자전거타기, 줄넘기, 계단 오르내리기, 조깅, 댄스 스포츠, 하이킹, 수영과 같은 유산소 활동은 유연성과 지구력과 유산소성 능력을 증가시키는 장점이 있다. 여러 연구들에서는 한결같이 노인이 규칙적으로 유산소 운동을 함으로써 심장과 폐 등 일반적인 신체 건강을 향상시킬 수 있다고 한다. 또한 많은 연구 결과들이 유산소 활동으로 청년보다 노인이 더 건강해질 수 있으며 규칙적으로 운동에 참여하는 많은 노인들은 주로 앉아 있기만 하는 중년보다 신체적으로 더 건강해질 수 있다고 주장한다.

유산소 운동은 노인에게 안전한 운동이다. 왜냐하면 거의 부상을 입지 않으며, 심지어 건강에 대한 부정적인 결과가 거의 없기 때문이다. 게다가 긍정적인 결과를 얻기까지 시간이 그리 오래 걸리지도 않는다. 노인들은 규칙적인 운동을 시작하고(예 : 주당 30~50분씩 걷기) 1년이 지나기 전에 전반적인 건강이 크게 개선되고, 많은 경우 신체의 지구력이 두 배로 증가하는 것을 경험한다.

노화는 최대 산소섭취량의 감소와 함께 순환계 기능의 저하를 초래한다. 이러한 감소 원인의 절반 이상은 노화보다도 신체활동의 부족과 체지방의 증가에서 비롯된다.

1980년부터 중등강도의 규칙적인 운동은 순환계질환과 관련이 있는 위험 요인들을 개선시킨다는 사실이 알려지면서 거의 운동을 하지 않았던 사람들도 운동에 관심을 갖게 되었다. 가벼운 또는 중등도의 운동 프로그램에 참여해도 도움이 되지만, 건강 및 체력 증진을 위해서는 보다 높은 강도의 운동이 필요하다.

체중과 체지방은 나이와 함께 증가한다. 특히 몸통의 체지방 축적은 질환 및 조기 사망과 밀접한 관계가 있다. 운동을 습관적으로 하는 사람은 나이와 함께 체지방 증가와 밀접한 관계가

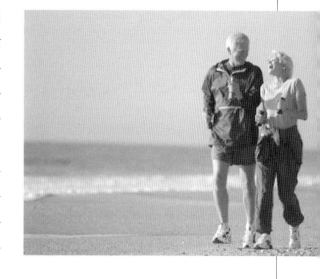

있다. 운동을 습관적으로 하는 사람은 나이와 함께 체지방의 증가 특히 복부 지방을 덜 축적한다. 일정 기간의 유산소성 프로그램을 실행하면 몸통 부위와 지방감량의 효과가 더욱 크고, 복부 지방 분포 양상에 많은 변화를 준다. 규칙적인 운동은 고령자의 복부비만으로 인한 대사성 질환의 위험을 줄이는 효과가 있는 것이다. 나이 증가와 함께 혈압 상승은 많은 순환계질환의 위험과 관련이 높은데, 규칙적인 유산소성 운동은 고령자의 동맥혈압을 크게 감소시킨다. 또한 규칙적인 유산소성 운동은 폐경기 이후 여성의 골 미네랄 농도를 유지하거나 증가시키는 데 도움을 준다.

건강 유지에 유산소운동이 바람직한 이유

- 심장과 혈관에 무리하지 않는 자극을 준다.
- 심방 부담이 비교적 적어 무리하지 않고 운동효과를 극대화할 수 있다.
- 젖산축적이 적어 피로가 쉽게 누적되지 않는다.
- 장시간 지속적으로 실시하므로 총 에너지소비가 많아진다.
- 운동의 장시간 계속하면 지방 소비가 활발해진다.
- 유산소 운동은 무산소 운동에 비하면 안전성이 높다.
- 골밀도 유지에 도움을 준다.

미국의 K. 쿠버 박사에 의하면, 운동 선택 방법의 열쇠는 그 운동이 체내에 얼마나 많은 양의 산소를 받아들이냐에 달려 있다고 한다. 산소를 온몸에 공급할 수 있는 최대능력이 중요하다는 것이다. 필요에 따라서 산소를 계속 공급할 수 있는 사람은 좀처럼 지치지 않는다. 반면 체력이 약한 사람은 이 능력이 낮아서 조금만 운동을 해도 금방 숨이 차고 피로해지고 만다. 그래서 산소를 온몸에 공급 능력을 높이는 운동을 하는 것이 가장 좋다고 할 수 있다. 마라톤, 수영, 조깅, 걷기, 자전거 타기와 같은 운동이 온몸에 산소를 받아들이는 능력을 강화시켜주는 운동이다. 중량을 올리거나 보디빌딩, 체조 같은 것은 골격근을 강화해 주지만, 폐·심장·혈관계에 대한 트레이닝은 되지 않기 때문에 그다지 효과적이지는 않다. 즉, 건강을 위한 운동은 유산소 운동이 기본이라는 것이다. 유산소 운동의 주안점은 보다 많은 산소를 체내로 공급하는 데 있기 때문에 숨을 가쁘게 허덕일 때 건강효과가 있다. 골프나 볼링은 기분전환은 될지언정 건강을 위한 체력 만들기에는 적합하지 않다.

걷기 테스트로 노인 수명 예측

노인들의 걷기 능력을 측정하면 장차의 건강과 얼마나 오래 살 것인지도 예측이 가능하다는 연구결과가 나왔다.

미국 플로리다대학 노화연구소 소장 마르코 파오르 박사는 미국의학협회 저널(JAMA) 최신호에 발표한 연구보고서에서 70~79세의 건강한 노인 3천여 명을 대상으로 실시한 연구결과 걷기 능력이 어느 정도인지가 건강과 수명을 좌우하는 것으로 나타났다고 밝혔다.

파오르 박사는 6개월에 한 번씩 평균 5년 동안 400m 걷기 테스트를 실시하고 그 성적을 향후의 건강-수명과 비교분석하였다. 그 결과 걷는 속도가 가장 느린 그룹이 가장 빠른 그룹보다 사망위험이 3배 높았다고 그는 말했다. 또 가장 느린 그룹은 심장병, 신체적 장애 위험이 높은 것으로 나타났다.

이 결과는 걷는 능력이 노인들에게는 건강을 나타내는 가늠자가 된다는 것과 걷기운동이 건강에 도움이 된다는 사실을 보여주는 것이라고 파오르 박사는 말했다.

2 무산소 운동

무산소 대사는 약 3분 이내의 산소 공급이 부족한 상태에서 짧은 시간동안 많은 에너지를 소비하는 운동이다. 근육에 부하를 가하여 그 저항을 이겨내며 움직이는 운동이다.

무산소성 운동은 근육의 크기와 힘을 향상시키는 데 도움을 주지만 심폐 기능에는 별다른 도움을 주지 못하고 오히려 혈관의 저항과 혈압을 상승시켜 심장에 부담을 준다. 또한 젖산을 형성해 피로감을 줄 수도 있다. 하지만 무산소 운동은 근육의 크기와 힘을 증가시켜주므로 체력을 향상시키고 기초 대사량을 증가시키는 장점이 있다. 무산소 운동은 순간적인 에너지를 강하게 낼 수 있는 힘을 만들며, 근육을 강화시켜 일상생활에서 쉽게 피로하지 않도록 해준다.

웨이트 트레이닝과 같은 운동은 젊은 사람들이나 하는 운동이라고 생각하는 사람이 있을 것이다. 그러나 웨이트 트레이닝은 노인의 체력과 전체 기능 수행 능력을 크게 변화시킬 수 있는 운동이기 때문에 절대적으로 근육양이 적은 여성, 노인들에게는 근력 유지 및 향상을 위해 필요하다.

연구 결과들에 의하면 최고령 노인일지라도 저항력 훈련을 잘 수행할 수 있으며, 근육 크기와 근력이 젊은 사람들만큼 증가하였다고 보고하고 있다. 노인에 있어서 성공적으로 근력을 증가시키는 중요한 요인으로는 훈련의 빈도와 강도 그리고 기간일 것이다. 또한 얼마만큼 성의를 가지고 운동을 꾸준히 했는지도 중요한 요소이다. 웨이트 트레이닝을 통해 체력과 균형이 향상되면 일상생활 활동들에 적극적으로 참여할 수 있는 활력이 생기게 된다. 이렇게 되면, 자아존중감과 자신감에도 긍정적인 영향을 미친다. 유산소 운동이 체지방 제거에 효과가 탁월하지만, 무산소 운동 역시 기초 대사량을 높여 근육의 신진대사를 높여주므로 많은 칼로리를 소모할 수 있어서 체중 감소에도 효과적이다.

근 위축(sarcopenin, 근 퇴화)은 낙상과 골절을 가져오기 쉽고, 온도조절 능력의 저하, 대사율의 감소, 당조절의 약화, 기능 및 일상 업무를 수행하는 능력의 전반적인 손실을 초래한다. 근 위축은 근섬유의 수와 크기가 점차 감소하여 일어나는 현상이다. 근력 운동 프로그램을 수행하면 인슐린 감수성, 골밀도, 체지방, 에너지 대사의 개선을 포함하는 많은 건강과 관련된 여러 가지 이점들을 누릴 수 있다.

적당한 웨이트 트레이닝은 고령자도 젊은 사람과 같은 크기의 근력을 얻을 수 있게 해준다. 근력의 2~3배 증가는 고령자가 비교적 단기(3~4개월) 트레이닝을 하는 동안 동원된 섬유에서 얻을 수 있다. 운동 초기의 근력 증가는 신경계에 적용되어 보다 큰 근육섬유를 만들어내는 데 비해 보다 장기간 저항 운동은 근섬유 크기를 증가시켜 준다. 노화 과정에서는 type Ⅱ 근 섬유에서 근 횡단면적 손실이 일어난다. 저항 트레이닝은 이러한 섬유의 크기와 양을 유지하고 증진시켜준다. 저항 트레이닝에 대한 이러한 적응은 고령자의 기능 향상에 크게 기여하여 신체활동 수준과 일상생활과 관련이 있는 활동수준을 늘리는 데 중요한 역할을 하며, 순환계기능의 유지와 증진에도 도움을 준다.

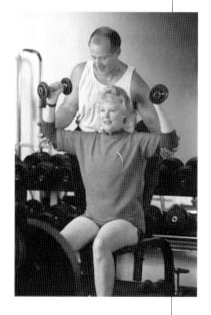

저항 무게의 강도는 사람에 따라 달라야 하는데, 일반적으로는 같은 동작은 10~12회 반복하는 운동을 2~3세트 할 수 있으면 적절한 저항이라고 할 수 있다. 근력이 증가하면 점차 강도를 증가시킨다. 근육도 회복할 시간이 필요하기 때문에 매일 같은 근육 운동을 하는 것은 피하는 것이 좋다. 상체와 하체 운동을 모두 해야 하지만, 독립적으로 생활하는 데는 하체 근육 운동이 좀 더 중요하다.

3 유연성 운동

관절의 운동범위를 증가시키는 운동은 일상생활에서 흔히 사용하는 관절부 근육의 길이를 증가시킨다. 최소한 1주일에 2회는 실시하여야 한다. 정규적인 운동 시간 외에도 일상생활에서도 항상 유연성 운동을 하는 것이 좋다. 또 유연성 운동은 지구력 운동이나 근력 운동을 끝낸 뒤 정리 운동에 포함시킬 수 있다. 스트레칭 운동은 정적 혹은 동적인 테크닉으로 적절하게 해야 한다. 동적인 스트레칭은 관절의 움직이는 전 범위에 걸쳐 근육이 움직이도록 해야 하며, 정적인 스트레칭은 관절을 가로질러 근육을 늘려서 10~30초간 유지한다.

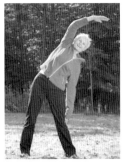

4 균형 운동

근력과 지구력을 향상시키면 균형도 잘 잡을 수 있게 된다. 특정한 균형 운동을 하면 부가적인 효과를 얻을 수 있다. 여기에는 정적 균형과 동적 균형이 있다.

정적 균형 운동은 두 발을 벌린 상태에서 시작하여 점차 가까이 붙여나가며, 나중에는 한 발을 든 상태에서 의지하지 않고 서는 동작까지 진행한다. 처음에는 다른 것을 잡고 의지해야 하는 경우도 있을 것이나 점차 의지하지 않고 할 수 있게 될 것이다.

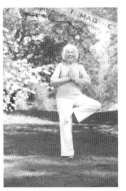

눈을 감고 균형을 잡는 능력은 일상생활에서 중요하다. 정상적인 걷기에서 시작하여 일직선 위를 걷고 나중에는 앞발의 뒤꿈치와 뒷발의 발끝을 붙이고 걷도록 훈련시킬 수 있을 것이다. 요가, 태극권(Tai chi)는 균형 운동으로 낙상 예방 효과를 얻을 수 있다.

미국국립노화연구소가 추천하는 노화방지 운동 네 가지

1. 유산소 운동

하루 30분 정도가 가장 적당하다. 달리기와 같은 운동이 불가능한 노인은 지팡이에 의존해 걷더라도 하루 30분 정도 걷는 것이 좋다. 운동할 때 숨이 가쁠 정도로 뛰지 말고 가능한 한 큰 근육 위주로 많이 움직이도록 한다.

2. 근육 운동

나이가 들면 근육의 20~40%가 없어진다. 그 이유는 단순히 노화 때문이 아니라 근육을 쓰지 않았기 때문이다. 근육을 강화시켜주는 웨이트 트레이닝을 꾸준히 하면 노화로 인한 근육 손실이 방지된다.

3. 균형 훈련

몸의 균형 감각을 유지하는 훈련이 필요하다. 특별한 도구 없이 집에서도 손쉽게 할 수 있다. 눈을 감고 한 발로 서 있는 동작이나, 자리에서 일어날 때 손을 짚지 않고 일어서는 동작을 반복하면 균형감각을 기르는 데 도움이 된다.

4. 스트레칭

나이가 들면 운동 능력이 눈에 띄게 저하되지만 스트레칭 하나만으로 운동 능력을 충분히 기를 수 있다. 스트레칭은 관절이 굳어지는 것을 방지하고 동작의 유연성을 높이는 효과가 있다.

5. 노인 운동 처방

노인을 위한 운동처방의 일반 원리는 노화 과정에서 발생하는 제한 요소를 제외하고는 젊은 층에 적용되는 개별성, 점진성, 다양성, 과부하의 원리와 크게 다르지 않다. 적절한 운동을 하는 것은 노인 건강에 긍정적인 영향을 미치지만 지나친 운동은 오히려 위험을 초래한다. 따라서 노인의 체력에 알맞게 운동의 종류, 강도, 빈도, 시간을 고려한 운동 프로그램을 짜야 한다.

1 고령자에 대한 운동처방 프로그램 목적

고령자를 위한 운동처방 프로그램의 주된 목적은 독립적인 기능수행력을 유지 및 향상시켜 여생을 보다 잘 살 수 있게 하는 것이다. 심혈관계, 지구력, 근력, 유연성의 저하가 자주성의 상실과 일상생활의 요구에 적응하는 능력의 저하와 직결되기 때문에 이들의 기능회복이 강조되어야 한다.

그러나 운동 프로그램이 사회성과 즐거움을 증가시킬 수 없다면 고령자가 규칙적, 지속적으로 참가할 가능성이 낮다. 즐거움이 가미된 운동 프로그램으로 운동에 흥미를 가지고 규칙적으로 실천해 나간다면 다음과 같은 긍정적인 효과를 얻을 수 있다.

- 자신의 뒷바라지 능력과 행복감을 향상시킨다.
- 순환기와 지구력을 향상시킨다.
- 근력과 근지구력을 향상시킨다.
- 유연성, 협응성 및 균형감각을 향상시킨다.
- 사회 참여에 따른 행복감을 느낀다.
- 체중 조절과 영양 상태를 개선한다.
- 소변을 돕고 변비를 줄인다.
- 긴장을 이완시킨다.
- 불면, 우울증 및 스트레스를 해소시킨다.
- 정력을 유지시킨다.

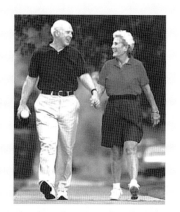

　　노인 운동 프로그램을 시작하기 전에 노인의 심폐기능 상태에 대한 철저한 검토가 끝난 뒤 운동 처방이 이루어져야 한다. 또한 노인에게 운동에 대한 주의와 금기사항을 숙지시켜야 한다. 주의 깊게 계획된 운동 프로그램은 젊은 사람에게는 육체적 적합성을 최적화시키지만, 만성질환자들에게 있어서는 회복을 촉진하면 노인에게는 기능적 퇴행을 감소시키는 효과가 있다. 운동 프로그램은 준비운동, 유・무산소 운동단계, 마무리 운동 등 3단계로 구성된다. 노인에게는 준비운동과 마무리 운동을 젊은이보다 더 긴 시간을 배분한다.

article, 노인 운동 프로그램 진행 시 인지 사항

① 노화는 동일하게 진행되지 않으므로 연령상 나이는 생리학적 나이를 반영하지는 않는다.
② 운동 시 노화와 관련된 여러 가지 요소들의 측정과 지식이 필요하다.
③ 노화에 따른 체력의 감소, 손상 및 병리학적 규명이 어렵다.
④ 운동은 노화 속도에 영향을 미친다.
⑤ 노인들은 잠재적 질병의 가능성이 높다.
⑥ 노인은 운동에 대한 생리학적 반응이나 수행 능력 변화에 영향을 주는 약을 복용하는 경우가 많다.
⑦ 운동은 노화를 막을 수는 없지만 기능적 능력을 높여준다.

—ACSM, 2000

2 고령자에 대한 운동처방 프로그램 내용

노인에게는 준비운동과 마무리 운동은 보다 더 강조된다. 반드시 준비운동과 마무리 운동을 실시하도록 조치하고, 운동 처방의 구성 요소를 고려하여 프로그램을 진행하도록 한다.

1) 준비운동(warm up)

- 본 운동 이전의 신체 조율 단계
- 생리적으로 운동의 시작과 운동에 대한 육체의 적응기간에 가볍게 움직여주는 운동
- 분당 맥박수의 증가가 정상 목표심박수보다 20회 이내 증가 정도의 가벼운 몸 풀기

💬 준비운동의 효과

- 근육 내 체온증가로 근육의 긴장을 낮춘다.
- 신경전도 속도를 높여 근 수축의 효율성을 높인다.
- 헤모글로빈으로부터 근육 내 에너지 요구량에 충분한 산소의 공급을 늘려 운동 중 산소 이용을 촉진한다.
- 수축된 모세혈관을 확장시켜 혈액 순환을 증가시키고 운동 중 활동 근육에 산소 공급을 높인다.
- 산소결핍과 젖산 축적을 최소화한다.
- 호흡의 민감도를 적절히 조절한다.
- 정맥혈 순환을 증가시켜 말초부로부터 중심부로의 혈액 이동을 자연스럽게 일어나도록 하는 생리 현상을 일으킨다.
- 근 골격계의 유연성을 증가시켜 손상 가능성을 낮추어 주고 허혈성 심전도 변화나 부정맥의 출현도 감소시켜 준다.
- 준비운동은 점진적으로 진행되어야 하고 근육과 중심부 체온을 충분히 올려주어야 한다. 대략 10여 분간, 전신을 움직여주는데 유연성 체조, 근육 스트레칭, 가볍게 달리기 등이 있다.

2) 마무리 운동

마무리 운동 단계 역시 운동 단계 이후 필수적인 단계이다. 이 단계의 목적은 말초부위의 혈류 정체를 막도록 근육을 지속적으로 움직여 심장으로의 정맥환류가 이루어지도록 하기 위함이다. 또한 심박출량과 정맥환류 감소에 대해 뇌와 심장의 혈액 순환을 촉진하여 어지럼을 예방하고, 대사적 노폐물의 산화로 인한 피로 회복을 도와 심근허혈, 부정맥 또는 기타 심혈관계 합병증을 예방하기 위함이다.

보통 5~10분 정도의 시간이 필요하며 유연성 체조 같은 전신을 천천히 움직이는 것이 바람직하다. 본 운동 중에 주로 사용했던 근육을 신중히 풀어주도록 한다.

■ 마무리 운동의 필요성

- 말초 혈류 정체 방지, 정맥 환류의 활성화
- 순환 촉진하여 어지럼 예방
- 젖산 축적 예방과 피로 회복 촉진
- 심혈관계 합병증 예방
- 호흡, 체온, 심혈관계의 안정적 회복

현장에서 노인 운동 프로그램을 진행하다 보면, 노인들은 본 운동보다도 정리운동을 하면서 "아이고 시원해~." 하면서 즐기는 경향이 있다. 그만큼 몸이 필요로 하는 움직임으로 운동의 효과를 더 높여주기 때문이라 여겨진다.

3) 운동의 종류

노화가 되어감에 따라 관절의 가동 범위가 감소되고 운동이 제한된다. 이로 인해 근육의 부담이 커지게 되어 근피로가 쉽게 발생한다. 노인은 특히 다리부위에 근피로가 축적되기 쉽다. 따라서 스트레칭을 통해서 관절의 유연성을 개선시키도록 지도해야 한다. 또한 노인들은 대퇴, 복부 등의 근력의 전하가 두드러지게 나타나므로 다리 근육과 몸통의 근육을 동시에 강화시킬 필요가 있다. 그러나 심혈관계 기능에 문제가 있는 노인이 심한 중량운동이나 등척성 운동을 시행할 경우 심박수와 혈압의 상승을 초래할 수 있으므로 주의해야 한다. 또한 운동 중 운동 기구의 오작동 및 과부하로 인한 직접적인 운동 손상과 그로 인한 2차적인 운동 손상을 예방하기 위해 조작법과 중량 조절이 비교적 쉬운 탄력밴드와 같은 기구를 이용한 운동 방법을 제시하여야 한다.

운동의 종류는 다양하며 어떤 운동 종목이 건강에 가장 좋은가는 사람마다 모두 다르다. 따라서 운동종목 선정은 운동요법의 목적, 운동생리학적 및 체력 의학적 견지뿐만 아니라 개인의 운동 기호, 성향, 경험, 환경, 시설, 실행가능성, 기타 조건 등을 종합적으로 고려하여 신중하게 선택하여야 한다.

특히, 노인들의 신체활동을 증가시키고, 꾸준히 참여할 수 있는 '다면적 활동 프로그램(multidimensional activity program)'으로 흥미를 유발하고, 운동에 적극적으로 참여하도록 유도해야 하며, 손상을 방지하는 데 주의를 기울여야 한다.

4) 운동 강도

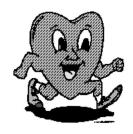

운동 프로그램에서 운동의 강도는 운동효과를 결정하는 주요한 요인이다. 일반적으로 운동 강도를 설정하는 기준으로 심박수를 이용한다. 최대 심박수는 '220 − 나이'로 구할 수 있으며, 목표 심박수는 운동 강도(%) × (최대 심박수 − 안정시 심박수) + 안정시 심박수로 산정할 수 있다.

문헌마다 약간의 차이는 있으나 최대 심박수의 60~80%를 유발하는 스트레스의 양이 심장을 효과적으로 강화시키는 것으로 알려져 있다. 또한 노인에게는 최대 심박수의 40~65%

에 해당하는 저강도 또는 55~70%에 해당하는 중등도의 운동이 가장 효과적이라고 알려져 있다.

노인은 고강도 운동보다 운동 적응력을 높임으로써 더 오랫동안 지속할 수 있는 경도 또는 중등도 강도의 규칙적인 운동이 심혈관계 질환의 위험 인자를 감소시키고, 고강도의 운동에 비해 근 골격계 손상을 줄일 수 있다. 따라서 노인은 젊은 사람에 비해 최대 심박수에 도달하는 데 필요한 활동량이 적으므로 운동 시에는 이 점을 반드시 고려해야 한다.

심박수를 기준으로 운동 강도를 설정할 때 노인의 심박수는 개인차가 크다. 또한 운동 강도에 따라서도 심박수의 개인차가 크게 나타나기 때문에 심박수를 절대적인 기준으로 삼는 것은 위험하다. 심박수와 더불어 운동자의 주관적 자각도(RPE)를 참고로 운동 강도를 결정하는 것이 바람직하다.

규칙적인 운동을 하지 않은 경우 주관적 자각증상, 즉 운동 자각도가 생리학적 임상적 관찰 변이보다 오히려 더 중요하다. 노인에게 적정 운동 강도의 자각 증상은 '가벼움에서 약간 힘듦'의 수준이 적합하다는 것이 일반적이다.

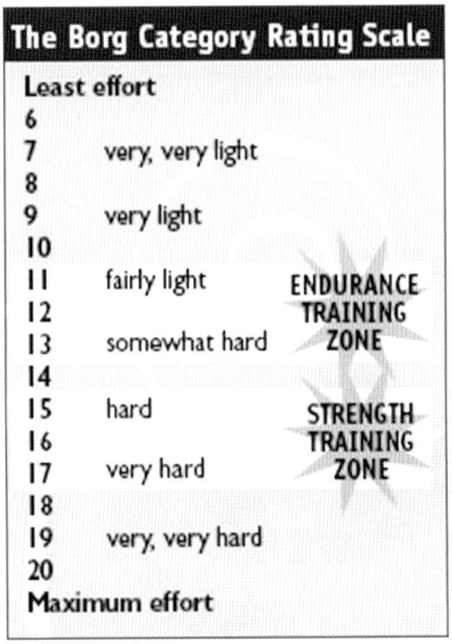

[그림 7] Ratings of perceived exertion by borg (20 point scale).

■ 운동 강도 설정의 원칙

- 개별성 : 개인의 체력 수준과 특성을 고려해야 한다.
- 안전성 : 운동으로 건강이 악화되거나 손상이 생겨서는 안 된다.
- 유효성 : 질병 개선과 건강 증진의 효과가 있어야 한다.
- 과부하 : 평소 일상에서 경험하는 부하보다 큰 부하가 있어야 효과적이다.
- 점증부하 : 체력 수준에 따라 적은 부하로부터 점차 큰 부하로 늘려가야 한다.

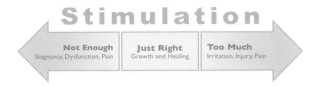

5) 운동 시간

운동 시간은 운동 강도의 수준에 의해서 결정된다.

1회 운동 지속 시간과 운동 강도는 역상관관계로 운동 강도가 높을수록 지속할 수 있는 운동 시간은 짧아진다. 노인은 생리적 자극에 대해 적응하고 회복하는 능력이 낮기 때문에 운동 단위를 짧게 하되 자주 반복하도록 설정한다.

운동 지속시간은 운동 강도에 따라 달라지므로, 노인에게 가벼운 운동을 실시할 경우는 30~45분 정도가 적절하다. 규칙적인 운동을 수행하게 되면, 최소한 30분 이상 1시간 정도를 지속해야 효과적이다. 또한 운동 단위가 30분 이상이 된다면 긴 시간을 한 단위로 하기보다는 짧은 시간으로 2단위 이상 반복할 수 있도록

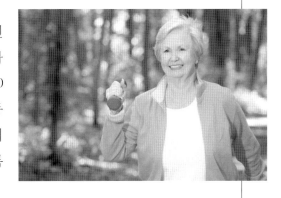

구성하는 것이 효과적인 방법이다. 노인들은 운동과 관련된 상해가 빈번하게 발생할 수 있다. 때문에 운동 상해의 위험이 낮고 총에너지 소비량이 낮은 강도로 운동을 실행하며, 점진적으로 진행시키는 것이 바람직하다. 또한 연령이 높거나 주로 앉아서 생활하는 시간이 길어질수록 준비 운동과 정리 운동 시간을 길게 설정해야 한다.

6) 운동 빈도

운동 빈도는 운동 시간과 운동 강도에 따라 다르지만 대체로 참가자의 필요도, 관심도, 개인의 건강과 체력 수준에 달려 있다. ACSM(1998)에서는 노인에게 중등도의 운동을 매일 시행할 것을 권장하고 있지만, 비활동성 노인의 초기 운동단계에서는 연속적으로 운동하는 것보다는 근 피로를 회복하고 뼈와 관절의 손상을 방지하기 위해서 격일제로 실시하는 것을 권장한다. 또한 운동 빈도를 점차 늘려 일주일에 4~5일 정도의 운동 자극을 신체에 주는 것이 효과적이다.

7) 운동의 동기 유발

운동 지속을 위한 최적의 방법은 아동기부터 성인기까지 규칙적인 운동 형태를 습관적으로 수행하는 것이다. 운동을 꾸준히 하기 위해서는 내적, 외적 동기 부여가 지속되어야 한다. 노인의 운동 수행을 지속시키는 동기 유발을 위한 행위전략은 다양하다.

💬 신체활동을 시작하고 또 유지하게 하는 행동적 요인

비활동적인 사람이 운동을 시작해서 정기적이고 지속적으로 운동을 하려면 신체활동이 건강에 중요하다는 사실을 아는 것만으로 충분한 동기부여가 되지 않는다. 여기에는 포괄적인 행동관리전략이 필요하다.

① 사회적 지지(Social Support)

가족과 친구들의 지지가 노인 환자들이 장기적으로 운동을 하는 데 크게 도움이 된다. 운동을 같이 하자고 이야기하거나, 운동하는 곳에 데려가거나, 운동하는 친구들의 모임을 만드는 것, 운동 전문가가 정기적으로 전화 상담을 하고 편지를 보내는 것을 사회적 지지라고 한다.

② 자신감(Self-efficacy)

많은 노인들은 나이가 들면서 자신감이 부족해진다. 사람들은 자신감을 가지고 운동에 활동적으로 참여할 기회를 가지면 운동을 더 쉽게 시작할 수 있다. 건강계약을 스스로 선택하게 되면 자신감은 증가한다.

③ 적극적 선택(Active Choices)

노인의 필요성과 흥미에 적합한 프로그램을 만들면 동기부여가 더 잘된다. 운동 프로그램의 특성(예 : 그룹으로 할 것인가, 아니면 혼자서 할 것인가, 장소는 어디에서 하고 싶은가 등)을 감안해서 노인에게 선택권을 주면 친밀도가 높아진다.

④ 건강 계약(Health Contracts)

목표로 하는 건강 수준에 도달하겠다는 약속을 서면으로 하는 것이 지속적인 운동에 도움이 된다. 목표는 실현 가능해야 하고, 계획은 측정 가능해야 한다. 목표에 도달하기 위한 활동의 과정을 기록해두는 습관도 좋다. 건강 달력을 이용해서 신체활동을 기록하면 목표 달성에 대한 모니터링이 가능하며, 운동을 지속하도록 자극을 줄 수 있다.

⑤ 안정성 인지(Perceived Safety)

노인의 경우 안전에 대한 걱정이 운동을 지속하기 어렵게 만드는 장애가 된다. 환자에게 운동 프로그램의 실제적인 위험에 대해 설명해주고, 또 운동 강도를 스스로 조절할 수 있게 알려주면 불필요한 걱정을 덜 수 있다.

⑥ 정기적인 수행 피드백(Regular Performance Feedback)

운동 수행 능력에 대해 정기적으로 정확한 피드백을 해주면 노인들이 자신들의 운동능력 향상에 대한 현실적인 기대감을 가질 수 있게 된다. 피드백은 긍정적으로, 또 환자에게 의미가 충분히 전달될 수 있어야 한다. 수행자가 열심히 참가하면 성공할 가능성이 높아진다.

⑦ 긍정적 재강화(Positive Reinforcement)

활동을 계속하게 될 가능성을 높이는 데 사용하는 여러 기법을 가리킨다. 전략으로는 입회 시 보상하기, 목표에 도달했을 때 포상하기, 계속 참가하는 것을 격려해주기 등이 있다.

고령자들은 많은 사람들이 모여서 운동할 때 더욱 흥미를 갖게 된다고 한다. 몇몇 연구 결과에 따르면, 고령자의 운동행위는 나이 및 장애물과 역 상관관계를 가지며 자기효능, 결과에 대한 기대 및 평생 운동과는 정 상관관계가 있다. 운동을 실시하고 있는 고령자의 30%가 운동할 때 동기부여가 적절치 못하면 지루함, 불편함을 체험하였다고 한다. 또한 교육수준이 높을수록 운동에 대한 동기 부여가 잘 되고 긍정적이었다고 한다.

■ 운동 수행의 동기 부여 전략에 대한 예

① 계약 수행 시마다 기탁한 귀중품을 돌려주는 계약 체결
② 자기 점검 일지와 운동조정자와의 정규적인 논의
③ 질병 방지 운동
④ 개인적인 피드백과 격려
⑤ 개별적이고 융통성 있는 목표 설정
⑥ 운동 관련 감각보다는 기분전환이나 환경에 관심을 격려하는 분리 인지 전략
⑦ 훌륭한 지도자, 적절한 시범
⑧ 참여자의 개성을 파악하고, 존중해주는 운동 수업
⑨ 구성이 잘 된 조직, 그룹 구성원 간의 친밀한 관계 유지
⑩ 구체적인 운동 목표 제시와 긍정적인 메시지 전달

8) 운동의 위험성

운동의 효과에서 고려해야 될 부분이 바로 운동의 위험성, 즉 안정성이다. 흔하게 발생되는 것은 아니지만 일반적으로 근육, 골격의 부상과 심장과 관련된 문제를 주의할 필요가 있다. 근육이나 골격의 경미한 부상은 비교적 자주 발생한다. 근육이 늘어나거나 아킬레스건이 찢어지는 경우, 추간판(디스크) 연골이 빠져 나오거나 운동 기구와 부딪히는 경우, 발목과 무릎의 부상을 가져오는 낙상, 과도한 운동으로 인한 부상 등과 같은 문제가 발생한다. 하지만, 관리가 잘 되는 규칙적인 운동 프로그램은 매우 안전하며 큰 부상이 일어나는 경우는

매우 드물다. 따라서 올바른 운동 처방에 의해 운동을 실시하는 것이 안전하고 효율적인 방법이다.

심혈관계에 이상 소견이 있는 노인들은 전문가의 운동 처방이 각별히 요구된다. 잘 훈련된 운동선수나 마라톤 선수도 운동 중에 갑자기 죽었다는 얘기를 들어본 적이 있을 것이다. 이는 평소 잘 드러나지 않는다. 하지만 심장에 문제가 있는 사람이 의사의 허락 없이 갑자기 심한 운동을 하게 되는 경우 언제든지 생길 수 있는 사고이다. 위험성이 있는 경우 의사의 진단을 꼭 받고, 운동 처방 프로그램에 참여하는 것이 성공의 비결이다.

article, 춤추는 노인, 건강하고 외롭지 않아 -노인 사교댄스, 노화 늦추고 질병 예방

노년에 춤을 추면 건강과 행복감을 함께 증진시키는 것으로 나타났다. 영국 퀸즈대학교 조나단 스키너 박사는 노인들을 대상으로 사교댄스의 신체적, 정신적, 사회적 효과를 분석한 결과, 춤은 질병을 예방하고 노화를 늦추는 데 도움을 준다고 밝혔다.

노년을 대비해 사교댄스를 배우는 것은 노년기의 즐겁고 건강한 삶과 더불어 성공적인 노화를 돕는 일이라는 것이다.

스키너 박사는 "사교댄스는 사회적 고립감을 줄이고, 나이가 들어감에 따라 늘어나는 통증을 없애는 데 도움을 준다."며 "장수하도록 돕고 무언가 즐긴다는 기쁨과 관심거리를 제공한다."고 말했다.

이 연구에 참가한 사람 중 아이스 댄스를 추는 70세 사라 씨는 "딸과 스케이트장에 가서 처음 이 춤을 배우게 됐다."며 "이 춤에 감명을 받았고, 12년 동안 아이스 댄스를 춰 스케이트 실력도 좋아졌다."고 말했다. 그녀는 "친구들은 넘쳐나는 내 힘에 압도 당해서 비결이 뭐냐고 물어보기도 하는데 그럴 때마다 나는 '춤추기'라고 대답한다."고 말했다.

스키너 박사는 "나이 들면 쉬어야 하고 힘이 없을 것이라는 일반적인 고정관념을 깨고, 나이 들어서도 건강하고 즐겁게 살 수 있다는 것을 보여준다."고 말했다.

이 연구는 『바뀌는 노화 파트너십(Changing Ageing Partnership)』 최근호에 발표됐으며, 미국 온라인 과학 뉴스 사이언스데일리 등이 최근 소개했다.

노화를
정복하는 삶

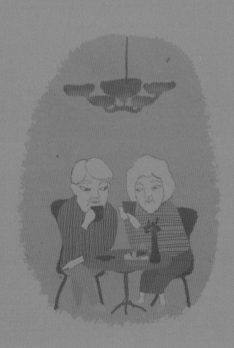

1. 건강한
노화의 의미

현대 의학과 과학 기술의 발달은 감염, 불치병, 그리고 영양 결핍을 해결하면서 수명을 연장하는 데 기여했다. 의학과 과학기술의 발달로 인한 긍정적인 영향은 많은 사람들에게 오래 살 수 있는 기대감을 제공했다는 점이다.

그러나 수명 증가의 결과는 오히려 만성적인 질병의 증가와 건강관리 측면에서 많은 문제를 발생시키고 있다. 수명 연장의 부정적인 측면은 시력 약화, 청각 장애, 신경통, 골다공증, 당뇨병, 고혈압, 심장병, 요실금증, 신체적인 쇠약 그리고 우울증 등에서 오는 잠재적인 고통의 지속으로 나타낸다.

20대의 건강함을 가지고 오래 살아가는 것이 장수의 의미는 아니지만 질병을 안고 기력 없이 오래 살아가는 것은 의미 있는 장수라고 볼 수는 없다. 평균수명보다 더 긴 인생을 충분히 즐기면서, 사랑을 나누며, 건강하고 활기차게 살아가는 것이 진정한 장수이고, 노화를 정복하며 살아가는 삶이다.

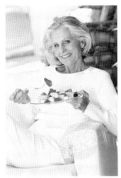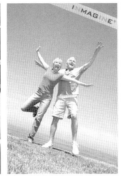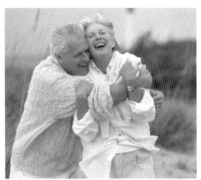

　질병은 어느 날 갑자기 나타난 것이 아니다. 어느 날 갑자기 암이 발생하고, 어느 날 갑자기 관상동맥이 막히는 것이 아니다. 단지 그 시작을 느끼지 못할 뿐이다. 만성적인 질병은 불규칙적이고 절제하지 못하는 생활 습관에서 시작된다.

　흡연, 과식, 과음, 수면 부족, 게으름, 운동 부족, 약물 남용 등이 20대에는 크게 건강상 문제가 되거나 질병으로 나타나지 않는다. 하지만 이러한 부정적인 생활 습관이 반복적으로 이어져 노인이 되면 질병과 사망을 앞당기는 결과를 초래한다.

[표 6] 만성적인 질병의 누적된 증가

나이 단계	20 시작	30 초기 증상	40 준 임상적	50 질병	60 위중	70 말기
폐기종	흡연	가벼운 기관지 장애	X선 초과 팽창	호흡이 짧아짐	되풀이되는 입원	만성적 산소 부재
당뇨	비만	글루코스 내성 (내당성)	혈중 글루코스 증가	뇨증당질	약물처치 필요	무분별한 신경장애
관절염	비정상적으로 변색된 연골	관절각의 좁아짐	뼈의 돌출	가벼운 관절통	보통 정도의 통증, 경직됨	장애
동맥 경화증	콜레스테롤 증가	작은 플라그 출현	플라그의 비대	운동 시 다리 통증	협심증	심장발작

노인이 되어 병적 상태에 들어간 뒤 쇠약해져 죽음을 맞이할 시기가 되면 5D 상태로 육체적, 정신적 고통을 겪게 된다. 불편(Discomport), 비활동성(Disability), 독립성(Dependency), 의사와 자주 만남(Doctor problems), 약물의 상호작용(Drug interaction)이 반복되면서 병적인 상태로 이끄는 주요 만성적인 질병이 발생하게 된다.

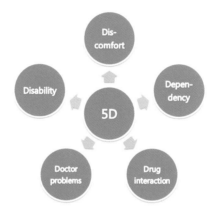

노인이 되면 일반적으로 동맥경화증, 암, 골관절명, 당뇨, 간경화 등이 나타나는데, 이러한 질병은 인생의 초기에 시작되어 전 생애에 걸쳐 악화된다.

따라서 건강한 노화, 활기찬 노화를 위해서는 노화가 시작되는 20~30대부터 올바른 습관을 지켜나가는 생활의 지혜가 필요하다. 물론 젊은 시절에는 왕성한 신진대사로 인해 부정적인 생활 습관에 대해서 신체 기능의 손상을 보완할 수 있는 항상성이 뛰어나다. 따라서 생활하는데 큰 불편함을 느끼지 못한다. 하지만, 20대의 건강함을 오랫동안 유지하고, 노인이 되더라도 활기차고 건강한 몸과 마음을 가지려면 젊었을 때부터 올바른 생활 습관을 갖는 것이 중요하다.

2. 생활 습관과
관련한 장수 연구

    사람이 오래 사는 데 도움을 주는 생활 습관들은 무엇인가?

    네드라 벨록 박사와 레슬러 브레슬로우 박사는 이에 대하여 확신에 가까운 답을 내놓은 최초의 연구자들이다. 이들은 캘리포니아 앨라메다 카운티의 주민 약 7000명을 대상으로 한 표준적 연구에서, 사람이 오래 사는 데 영향을 끼친 일곱 가지 생활 습관 요인을 찾아냈다.

    그 요인들은 다음과 같다.

벨록과 브레슬로우의 일곱 가지 건강 수칙

    ① 7~8시간씩 잔다.
    ② 간식을 먹지 않는다.
    ③ 아침을 규칙적으로 먹는다.
    ④ 적절한 체중을 유지한다.
    ⑤ 규칙적으로 운동한다.
    ⑥ 술을 절제하거나 마시지 않는다.
    ⑦ 담배를 피우지 않는다.

    그리 어렵지 않을 것 같은 생활 습관이지만, 이들의 연구 보고에 의하면 개인이 몇 가지 생활 습관을 준수했는가에 따라 수명에 절대적인 영향을 끼친다고 한다. 또한 이들은 나이와 상관없는 '건강나이'라는 것이 있음을 그들은 밝혀냈다. 예컨대, 건강한 생활 습관을 충분히 지키는 50세가 평균 35세의 사람과 똑같은 건강 또는 생리 나이를 가질 수 있다는 것이다. 이때 그 사람의 '건강 나이'는 35세라 하겠다. 한편 건강한 생활 습관을 전혀 무시한 사람은 아무리 젊어도 70세 노인의 건강 나이를 가질 수 있다. 달리 말해 건강한 생활 습관을 얼마나 많이 실천하느냐에 따라, 건강 나이는 실제 나이보다 더 적을 수도 있고 많을 수도 있다.

벨록과 브레슬로우뿐만 아니라 많은 장수 및 건강 나이를 젊게 유지하는 데 필요한 생활 습관으로 '지나침이나 부족함이 없는 삶'을 강조하고 있다. 하지만 오늘날 정신이 없이 바쁘게, 그리고 편하게 살고자 하는 사람들에게는 '지나치고 부족하기 쉬운 생활 습관'에 더 익숙해지기 쉽다. 피자와 양념 치킨을 배달시켜 텔레비전을 보면서 실컷 먹고, 담배를 피우면서 컴퓨터 게임을 즐기다 잠이 드는 일이 편하고 즐겁게 느껴지는 것은 그 순간뿐이다. 머지않아 배가 나오고 피곤함 때문에 활력은 떨어진다. 혈액에는 기름이 많아 걸쭉해지며, 혈관은 경화되고 순환 장애를 초래하여 노화의 가속도가 붙어 어느 날 갑자기 때 이른 죽음이 찾아오게 된다. 불행은 자신이 만든 것이다. 우리를 죽음으로 유혹하는 절제하지 못하는 생활 습관을 지금 당장 몰아내고, 건강한 몸으로 인생의 아름다움을 만끽하며 살아가길 바란다.

103세 셀리아 블룸 부인의 일상생활 특징

① 하루가 바쁘다. 도대체 자기 방에 붙어 있지 않고, 주위 친구들을 만나러 다니든지, 즐겁게 할 수 있는 무언가를 한다.

② 감정 표현을 한다. 남에게 피해가 되지 않는다면 굳이 참지 않는다. 노래를 부르고 싶으면 노래를, 악기를 연주하고 싶으면 연주를, 여행을 가고 싶으면 여행을 떠나면서 감성을 키운다.

③ 유머감각이 뛰어나다.

④ 긍정적으로 생각한다.

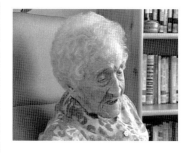

잔 루이즈 칼망(Jeanne Louise Calment, 1875년 2월 21일~1997년 8월 4일)은 공식기록 사상 최장수 인물로, 122년 164일(총 44,724일)간 산 프랑스 여성이다. 이 기록은 1999년판 기네스북에 등재되었다. 그녀의 오빠는 97세, 아버지는 94세, 어머니는 86세까지 살았다고 한다.

잔 칼망은 건강 상태 또한 좋았다. 85세에 펜싱을 시작했고 100세까지 자전거를 탔다. 117세가 될 때까지 흡연을 했다.

114세에 영화 〈빈센트와 나〉에 출연해 사상 최연장의 여배우로도 기록되었다. 1995년 그녀의 삶에 대한 다큐멘터리 〈Beyond 120 Years with Jeanne Calment〉가 개봉되었다.

잔 칼망이 1997년에 122세로 죽은 뒤, 캐나다의 117세 된 여성 마리-루이즈 메일뢰르(Marie-Louise Meilleur)가 세계 최고령자가 되었다.

1 규칙적인 아침식사

많은 사람들은 '아침식사를 하는 것'이 장수의 가장 중요한 일곱 가지 요인에 포함되어 있는 것을 보고 놀란다. 아침 식사를 하는 것 자체가 수명을 늘리는 것일까?

몇몇 연구에서는 아침 식사를 하고 간식을 먹지 않은 사람의 사망률이 아침식사를 안 하고 간식을 먹은 사람의 사망률의 절반 이하였다고 한다. 좀 더 최근의 연구에서는 특히 60~94세 노인을 대상으로 삼았다. 규칙적으로 아침 식사를 하지 않은 노인의 사망률은, 규칙적으로 아침식사를 하는 노인 사망률보다 50% 더 높았다. 주목할 만한 사실은 미국 노인들의 장수는 담배를 피우지 않고 규칙적으로 운동을 하는 것 못지않게 아침식사를 잘 하는 것에 달려 있다는 점이었다.

장수와 건강에 필수인 아침 식사를 거르는 주된 이유는 아침에는 배가 고프지 않다는 이유이다. 그 이유는 보통 저녁을 많이 먹는 탓이다. 저녁식사를 적게 하는 것이 이 문제를 해결하게 해줄 것이다. 아니면 한 주일 정도 저녁을 먹지 않아서 아침에 배가 고프도록 하는 것도 좋은 방법이다. 또 배고픈 채 자려고 하면 처음에는 좀 거북해도 차츰 쉽게 잠들 수 있을 것이다. 계획을 잘 세우면, 점심이나 저녁식사보다 아침식사를 준비하는 것이 대체로 더 쉽다. 곡물을 잘 이용하고, 신선한 과일을 자주 먹는 것이 좋다.

■ 규칙적인 아침식사를 하여 얻는 이익

심장마비 발병률 감소

아침식사를 하기 전에는 혈소판, 즉 혈액을 응고시키는 세포들이 끈적끈적해진다. 이 현상은 아침 시간에 혈액을 응고시키는 증상을 높인다. 심장 혈관 속에 응고 현상이 생기면 심장마비가 일어날 수 있다. 대부분의 심장마비는 아침 7시에서 정오 사이에 일어난다. 아침 식사를 하면 혈소판이 덜 끈적 끈적해지고 아침에 심장마비가 일어나는 위험을 감소시킨다.

정신 능력을 돕는다

1995년 8월, 데이비스에 있는 캘리포니아대학교 소아과는 상당히 많은 심리학자, 신경과학자, 영양학자, 생리학자를 초청하여 아침식사에 관한 과학적 연구들을 검토했다. 연구자들은 "아침식사를 하는 것은 아동들이나 어른들이나 모두 학습, 기억력, 건강을 위하여 중요하다."는 결론을 내렸다 (Mathews R. Importance of breakfast to cognitive performance and health 1996 : 3 : 210). 아침을 잘 먹는 습관은 오전의 늦은 시간에 정신과 신체의 능률을 최대한 발휘하게 하는 데에 도움이 된다. 그 이유는 밤새 잠을 자는 동안 포도당이 고갈되어 아침에 포도당을 공급해줘야 하기 때문이다. 뇌의 유일한 음식(E 원료)인 '당'을 아침에 공급하는 것은 뇌를 깨우고, 뇌의 기능을 온전히 유지하는 데 매우 중요하다. 그 외에도 아침식사는 문제 해결력의 효율성 제고, 기억력 향상, 유창한 언어 구사력, 집중시간 연장, 태도 개선, 성적 향상과 같은 유익함을 준다.

2 수면·운동·흡연

1) 수면

수면은 대부분 6~9시간이 이상적이다. 엘라메다 카운티에 관한 연구는 이보다 더 혹은 덜 잔 사람들은 적당한 수면을 취한 사람보다 사망률이 높음을 밝히고 있다. 또한 너무 많거나 너무 적은 수면은 규칙적으로 운동을 하지 않은 것과 비슷한 위험이 있는 것으로 나타났다.

사람이 누워서 잠을 잘 때 뇌의 혈류량은 서 있을 때의 7배에 달한다. 수면을 취하고 있을 때 혈류량의 증가는 뇌세포의 혈액에 대한 산소의 수요를 만족시켜주어, 뇌에서 발생한 대사산물의 배설을 촉진한다. 수면은 대뇌 피질의 기능을 조절하여 기억력을 강화시켜, 사고력을 높이며, 반응을 민첩하게 하는 데 도움을 준다. 이것이 바로 숙면은 취하고 난 뒤 활기가 넘치고 정력이 왕성함을 느끼는 이유이다. 충분한 수면은 노화를 늦춘다. 사람이 한밤중에 숙면을 취할 때 분비되는 성장 호르몬은 낮의 5~7배이다. 숙면은 어린이와 청소년의 성장 발육을 촉진하고, 노인에게는 체내의 각종 활성 효소를 활성화시켜 신진대사를 가속시키고 노화를 늦춘다. 충분한 수면은 체내 면역 물질의 분비를 증가시키며, 백혈구, 식세포의 활동 능력을 증가시킴으로써 인체의 면역력을 높여 병마의 침입을 막는다.

2) 운동

운동을 하지 않은 사람들은 운동을 하는 사람에 비하여 사망 위험이 50%나 높다. 또한 규칙적인 운동 프로그램으로 온갖 원인에 의한 사망 위험이 감소한다.

건강한 삶을 누리면서 운동이 필수적이다.

운동 생리학적 측면에서 보더라도 운동의 효과는 아래 표와 같이 신체의 중요기관에 긍

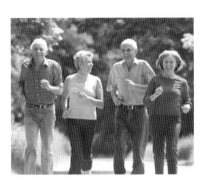

정적인 영향을 미친다는 것을 알
수 있다. 신체의 건강은 정신적·
사회적으로 자신감 있고 활기찬
인생의 안전장치가 된다.

운동의 효과

선택적 운동의 이점	해당 기관
1. ▲ 심박출량 2. ▽ 안정 시 심박수 3. ▽ 혈압 4. ▲ 고밀도 저단백 콜레스테롤 5. ▽ 심장병, 뇌졸중의 위험 6. 신생혈관의 증가	심혈관 시스템
7. ▲ 최대 산소 섭취량 8. ▲ 근육의 모세혈관 밀도	심혈관, 근 골격 시스템
9. ▲ 근 질량 10. ▲ 근육의 미토콘드리아 밀도 11. ▲ 근력 12. 효율적인 근력 개선 13. 인대 건, 관절의 기능과 구조 개선	근 골격 시스템
14. 골다공증 예방 15. 비만 예방	신체 구성
16. ▲ 엔돌핀 17. 혈당조절 능력개선	내분비 시스템
18. ▲ 자존감	심리적 반응

—Austrand, ASCM, 1993

3) 흡연

흡연은 노화를 향해 달리는 특급열차이다.

엘라메다 카운티의 조사 자료는, 어떤 사람이 담배를 피우면 담배를 피우지 않은 사람에 비해 9년 안에 사망할 위험이 2배임을 밝혀냈다. 여성이 담배를 피우면 사망 위험이 60%나 높았다. 또한 다른 연구는 꾸준히 담배를 피운 사람들의 평균수명은 65세밖에 기대할 수 없음을 밝혔다. 이것은 평생 담배를 피우지 않은 사람에게서 기대되는 77세의 수명보다 12년이 더 짧다.

뿐만 아니라 담배를 피우는 사람의 삶의 질은 열악하다. 위궤양은 흡연자 가운데 흔한 질병이다. 담배는 식도와 위 사이에 있는 괄약근의 수축력을 감소시킨다.

이렇게 되면 위산이 식도로 역류하기 쉽고, 자주 속쓰림을 일으킨다. 담배를 피우면 피부에 주름이 일찍 생기고 골다공증이 생긴다.

담배를 피우면 피부의 탄력을 제공하는 콜라겐이 파괴되고 피부의 재생 능력도 떨어진다. 그 결과 피부가 축 늘어지고 주름살이 생긴다. 한쪽은 평생 담배를 피우고 다른 한쪽은 담배를 피우지 않는 일란성 쌍둥이를 조사한 결과, 중년이 되었을 때 흡연자의 '생물학적' 나이가 비흡연자보다 열 살이나 높았다고 한다. 흡연자의 피부 두께가 40%나 더 얇고 주름살이 많았음은 말할 필요도 없다.

흡연과 관련된 질병의 위험성은 폐암과 심장병만 보아도 쉽게 알 수 있다. 흡연은 남성보다 여성에게 훨씬 위험하다. 그 이유는 흡연의 유방암과 자궁경부암, 조기 폐경, 골다공증에 걸릴 확률을 높이기 때문이다.

그러나 일단 담배를 끊기만 하면 무수한 이로움이 있다. 우선 얼굴이 좋아지고 몸에서 냄새가 나지 않는다. 담배를 살 필요도 없으니 경제적 이득도 있다. 또한 기분도 좋아지면서 몸에 활력이 생겨나고 수명도 늘어날 기대를 할 수 있다.

그런데 사람들은 왜 담배를 피우는가? 왜 금연을 하고 싶어도 못하는가? 문제는 담배를 끊기가 어렵다는 점이다.

의학적 견지에서 보면 담배를 피우면 혈관이 수축되면서 건강 상실에 이르는 수많은 질병을 만드는 지름길이다. 특히 뇌로 가는 혈관이 수축을 하면 대뇌피질의 혈류량이 반으로 줄어든다. 따라서 대뇌피질이 담당하는 생각, 판단 기능은 저하된다. 흡연은 감정적, 본능적의 중추가 되는 신경계가 활발히 작용하여 이성인 생각보다는 감성적으로 기분 좋은 느낌을 순간적으로 느끼게 해준다. 그러나 이것은 순간적으로 인체를 속이는 것이다.

담배의 니코틴 성분은 습관성이 강한 물질로 담배를 계속 피우게 하는 주범이다. 니코틴은 모세 및 말초혈관수축, 혈압상승(한 개비 : 20~30mmHg 증가), 심박동항진, 신경자극, 위산분비 증가, 혈청 지질의 변화(LDL 증가, HDL 감소), 혈소판 응집력 증가, 혈관 벽 손상, 동맥경화 촉진 등을 일으킨다. 또한 니코틴은 콜레스테롤 양을 증가시키고 동맥벽에 플라그를 형성하게 한다. 이렇듯 우리 몸에 핵폭탄을 가하고 끔찍한 질병들을 발생시키는 담배의 순간적인 유혹에 넘어가지 않길 바란다.

여성들은 살이 찔지도 모른다는 두려움 때문에 금연을 주저한다. 물론 담배를 끊은 후 일시적으로 몇 킬로그램 정도 찌는 사람이 있기도 하다. 그러나 이것은 일시적인 현상이다. 적절한 식이 요법과 운동으로 금연 후의 몸과 마음을 다스리고, 나쁜 것을 몰아내는 기쁨을 누리길 바란다.

한편, 담배를 끊지 못하는 다른 이유는, 스트레스와 불안 때문이다. 그러나 담배는 스트레스와 불안을 해결해 줄 치유능력이 없다. 아무 도움이 안 된다. 몸만 더 상할 뿐이다. 흡연 유혹을 물리치려면 결단력과 의지가 있어야 한다. 물론 쉬운 일은 아니지만 첫 시도가 실패하면 다른 대안을 찾거나 전문가의 도움을 구하는 등 계속 노력을 해야 한다.

담배의 일산화탄소는 혈액의 산소 운반의 기능을 담당하는 헤모글로빈과 아주 친하다. 헤모글로빈이 산소와 결합하여 산소를 필요로 하는 세포에 전달해야 되는 막중한 임무를 방해하는 것이 일산화탄소이다. 일산화탄소는 우리 몸에서 쓸 수 있는 물질이 아니다. 그런데 헤모글로빈과 일산화탄소의 결합력이 강해서 산소를 운반할 수 없는 위험한 상황을 만드는 것이 바로 담배를 피우는 순간이다. 따라서 담배를 피우면 우리 몸은 일시적으로 비상사태에 들어가게 된다. 혈관이 수축되고 심장 박동이 빨라지고 일시적인 저산소증에 빠지게 되는 것이다.

어떤 노력을 해서라도 우리 몸을 비상사태로 만드는 담배를 끊어야 한다. 그래도 끊을 수 없다면, 산화방지제가 많이 들어 있는 밝은 색깔의 과일과 야채, 비타민 C 등을 섭취해서 담배의 폐해를 줄여나가는 수밖에 없다.

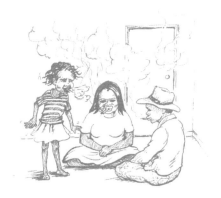

Mono Column

흡연과 건강

1950년대부터 흡연의 영향을 종합하여 발표한 1964년의 US Surgeon General의 수천 편의 연구에서 '흡연'은 암의 원인인자로 확인되었다.

모든 암의 30~40%가 담배 때문에 발생한다. 담배 연기와 직접 접촉하는 기관들(구강, 식도, 폐, 그리고 기관지)의 암 90% 정도가 흡연 때문에 생기는 것으로 밝혀졌다. 담배 연기와 직접 접촉하지 않는 인체 장기 중 자궁 경부, 췌장, 방광, 신장, 위장, 조혈 조직의 암 발생률은 비흡연자에 비해서 1.5~3배 정도 높은 것으로 나타났다.

신체의 모든 부위에서 암의 위험은 담배 연기에 노출 정도에 비례해서 높아진다.

담배 연기는 초기와 말기에서 암 형성을 유발하는 강력한 발암 인자로 작용하며 술과 같은 다른 인자와 상호작용을 하여 암의 발생 위험을 상승시킨다.

인체에 유해한 주요 기체 성분으로는 일산화탄소, 이산화탄소, 니트로사민, 질소 화합물, 시안화수소, 암모니아 등이 있으며 미립자 성분의 유해 주요 물질로는 니코틴, 타르, 석탄산, 포로늄210(방사선 물질), 비소, 크레졸, 싸이나, 벤조피렌, 아크롤레인 등이 있다. 한번 흡입된 담배의 유독물질 중 일산화탄소는 전량 흡수되고, 니코틴의 90%는 뇌에 도달, 타르의 70%정도가 기도에 축적되어 독성을 나타내게 된다.

담배 속의 주요 유해 물질들의 사용 용도

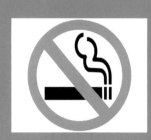

비소 : 개미 살충제로 사용됨.
암모니아 : 세척제로 사용됨.
부탄 : 불붙이는 점화액으로 사용됨.
카드뮴 : 재충전 배터리에 사용됨.
일산화탄소 : 차 배기가스에 포함됨.
청산가리 : 쥐약으로 사용됨.
포름알데히드 : 시체 방부제로 사용됨.
메탄올 : 제트기 연료로 사용됨.

3 사회성과 도덕성

많은 회의론자들은 놀랄지도 모르지만, 하나님을 믿는 것과 규칙적으로 교회에 다니는 것이 수명을 늘린다는 보고가 있다. 진실한 친구가 있는 것, 어떤 단체의 회원이 되는 것, 심지어 결혼생활을 잘 유지하는 것이 장수하는 데 효과가 크다. 듀크대학이 내놓은 보고서에서는 종교적 신앙심이 강한 사람들이 인생에서 남들보다 더 높은 수준의 행복과 만족을 느낀다고 기술하고 있다. 인간은 서로 사랑하고, 사랑받기 위해 존재한다. 배우자와의 사랑, 가족과의 사랑, 이웃과의 사랑 안에서 온전히 성장하고, 건강하게 살아갈 수 있는 것이다. 헛된 욕심, 미움, 두려움, 걱정, 이기적인 마음에 사로잡혀 남을 사랑하지 못하는 사람은 결국 자신의 몸을 사랑하지 못하고 무절제한 생활로 건강을 잃게 된다.

벨록과 브레슬로우는 그들이 발견한 것을 다음과 같이 말한다. "이 자료들을 평생 건강에 관한 좋은 실천을 하는 것은 상대적으로 좋은 건강을 얻게 하며, 또 좋은 건강 상태의 기간을 30년가량 연장한다."

벨록과 브레슬로우의 일곱 가지 건강 수칙은 간단하지만 큰 효과가 있다. 건강수칙을 지킨다는 것은 새로운 개념이 아니다. 건전한 건강 수칙들을 지킴으로, 자연적인 이치에 맞게, 먹고, 움직이고, 더불어 기쁘게 생활하면 피할 수 있을 것이다. 알고 있었지만 실천하지 않았다면, 다시 건강한 생활 습관을 갖도록 노력하고 건강 수칙을 지키는 사람이 되자. 우리의 몸은 건강하고 행복한 삶을 원한다. 내 몸을 망치려는 유혹을 몰아내자.

Mono Column

센테네리언(centenarian, 100세 이상 산 사람들을 가리키는 말)

Luigi Cornardo는 센테네리언(centenarian)이다.

그는 1464년부터 1566년까지 살았던 사람(102)으로서, 『절제하는 생활』이라는 4권의 책들을 펴냈다. 자서전에 의하면 그는 허약한 체질을 갖고 있었기 때문에 많은 음식을 먹거나 밤늦게까지 일하는 것은 도무지 생각지도 못했다. 그는 통풍, 콜레라, 우울증 등을 심한 고생을 하였다. 특히 콜레라는 아주 심하였다. 그의 고통이 너무 심했었기 때문에 차라리 죽음으로 평안을 얻어 볼 생각도 할 때가 있었다고 한다.

그래서 그는 대단한 결심을 갖고 절제하는 생활을 살기로 다짐했다. 엄격한 절제 생활을 꾸준히 산 그는 그러한 생활을 시작한 지 1년도 채 안 되어서 모든 통증과 질병은 사라지게 되었다. 그의 생활은 기쁨으로 충만하게 되었다. 그는 건강한 인생을 즐길 수 있었으며, 특히 그의 말년은 더욱더 건강하고 행복하였다. 그가 증언하기를 그가 100세 되었을 때에도 수면을 충분히 취할 수 있었으며 그의 모든 감각 기관이 건강하게 움직이고 있었다고 한다.

그가 고통과 질병에서 완전히 벗어난, 자유의 시간들과 생애의 기쁨들은 언제나 적당한 양의 음식만을 먹는 절제하는 식생활로 유지되었다. 그는 다음과 같이 말하였다.

"나는 내 자신을 훈련시켜서 먹고, 마시는 일에 있어서 언제나 식욕대로 다 채우지 않도록 하였다. 나는 조금 더 먹을 수 있다고 느낄 때에 수저를 놓았다.

이렇게 생활 습관은 '자아를 음식으로 만족시키지 않는 것이 건강의 과학이다'라는 잠언의 말씀을 따른 것이다."

3. 암 정복

많은 사람들이 노화를 정복하고, 건강하게 젊음의 건강을 유지하며 살아가길 원한다. 하지만 떨어지는 체력과 느닷없이 찾아온 질병은 이러한 소망에 걸림돌이 되어, 자신이 계획한 인생의 시나리오에 문제가 생기게 된다. 그중 발생률이 높고, 삶의 질을 떨어트리는 주범이 되는 질병이 바로 '암'이다.

미국 통계에 의하면 4명 중 1명이 암이고, 우리나라도 비슷한 추세로 옮아가고 있다.

국내 암 환자 가운데 치료 후 5년 동안 재발하지 않는 비율이 46%를 넘어가면서 암에 걸리는 사람의 절반가량이 완치되는 것으로 나타났다. 그러나 암 발생률은 계속 증가하고 있어 남자가 평균수명(73세 기준, 27.7%)까지 살 경우 4명 중 1명, 여자(81세 기준, 22.2%)는 5명 중 1명꼴로 암에 걸리는 것으로 나타났다.

암세포를 현미경으로 보면, 질서가 없고 자기가 할 일이 뭔지도 모르고, 불규칙적으로 퍼져나가 다른 장기까지 공격한다. 이러한 암세포의 모습은 마치 화(angry)가 난 것 같은 움직임으로 보인다. 반면, 정상 세포는 질서 정연하고 규칙적으로 각 세포 하나하나가 자기가 할 일을 한다. 이렇듯 암세포는 목적 없이 의미 없이 자라는 세포이고 다른 장기를 공격하는 세포이다.

우리 몸은 6~7개 정도의 암세포가 날마다 저절로 생긴다. 하지만 우리 모두 암을 두려워하고 암 수술을 받아야 할 필요는 없다. 그 이유는 암세포를 물리치고 우리 몸을 새롭게 해주는 경찰 세포가 있기 때문이다. 따라서 암에 안 걸리기 위해서는 경찰 세포가 암세포를 열심히 잡아먹어야 한다. 아니면 암세포를 안 생기게 해야 한다.

암의 또 다른 특징은, 천천히 자라나고 자라는 동안 아픔이나 다른 증상을 마지막 1년이 되기까지는 잘 알 수가 없다는 데 있다. 오늘 암 진단을 받았다면, 약 7년 전에 암세포가 발생한 것이고, 천천히 자라난 것으로 볼 수 있다. 건강에 장담하지 말자! 아무도 모른다.

지금 아무런 통증도 느낄 수 없지만 당신 몸에 암세포가 자라고 있는지 모르기 때문이다.

그렇다면 무엇이 암세포를 증식시키는가?

의학적으로 밝혀진 분명한 암의 원인은 바로 '흡연'이다. 담배 속에 들어 있는 독성물질, 방사능, 하이드로카본, 니코틴 등이 암을 유발시킨다. 담배를 피우는 사람의 경우 하루에 6~7개 생기는 암세포에 × 25개이고, 술을 먹는다면 × 4개라고 한다. 따라서 담배 하나를 피우면 자기 생애에 그것에 대한 보상(payback)을 반드시 한다는 것을 기억하도록 하자.

만약, 술과 담배를 같이한다면 발생되는 암세포의 수는 100배가 증가한다. 공해도 심각한데 담배를 피우고 술을 먹으며 스트레스에 지배를 당하는 사람은 암에 걸리기 위해 최선을 다하는 사람이다.

정상인 하루에 6~7개 생기는 암세포 = 6~7개 / day
음주가 하루에 6~7개 생기는 암세포 × 4 = 24~28개 / day
흡연가 하루에 6~7에 생기는 암세포 × 25 = 150~175개 / day
흡연 + 술 하루에 6~7에 생기는 암세포 × 100 = 600~700개 / day

1) 홉킨스대학의 암(癌)에 관한 최신 소식

① 모든 사람들은 몸에 암세포를 가지고 있다.

암세포들은 스스로 수십억 개로 복제될 때까지 일반적 검사에는 나타나지 않는다.

의사가 치료 후 암 환자에게 더 이상 암세포가 없다고 말하는 것은 암세포를 찾아내지 못했다는 것을 의미할 뿐이다.

왜냐하면 그 암세포가 발견하지 못할 크기로 작기 때문이다. 하지만, 작아진 것이지 없어지진 않는다. 항상 암세포를 증식시키는 습관을 억제하고 경찰 세포를 강화하는 노력을 기울여야 한다.

② 암세포들은 사람들의 수명기간 동안 6배에서 10배 이상까지 증식한다.

③ 사람의 면역체계가 충분히 강할 때 암세포는 파괴되며 증식되거나 종양을 형성하는 것이 억제된다.

④ 사람이 암에 걸리면 복합적인 영양 결핍을 보인다. 이것은 유전적 요인, 환경적 요인, 식생활 그리고 생활 습관상 요인들에 의한 것이다.

⑤ 복합적인 영양 결핍을 극복하기 위해 건강보조식품을 포함한 식습관 개선을 통해서 면역력을 강화시킨다.

⑥ 항암주사 요법은 급속히 성장하는 암세포를 독살하는 것이다. 그러나 골수, 위장 내관 등에서 급속히 성장하는 건강한 세포도 파괴된다. 뿐만 아니라 간, 콩팥, 심장, 폐 등과 같은 기관지까지도 손상을 입는다.

⑦ 방사선치료 요법은 암세포를 파괴하는 동안 방사선을 건강한 세포, 조직, 기관을 태우고 흉터를 내며 손상을 입힌다.

⑧ 화학적 요법과 방사선의 주요 처치는 종양의 크기를 줄이기는 한다. 그러나 화학적 요법과 방사선의 장기간 사용은 더 이상의 악성 종양 파괴를 가져오지 않는다(치료의 한계).

⑨ 인체가 화학적 용법과 방사선으로부터 너무 많은 부담을 가지면 사람의 면역 체계는 굴복하거나 파괴되고 만다. 그로 인하여 인체는 다양한 감염과 합병증에 의해 쓰러질 수 있다.

⑩ 화학적 요법과 방사선은 암세포의 돌연변이를 조장하여 저항력을 키우고 파괴되기 어

렵게 만든다. 수술 역시 암세포를 다른 곳으로 전이시킬 수 있다.

⑪ 암과 싸우기 위한 효과적인 방법은 암세포가 증식하는 데 필요한 영양분을 공급하지 않음으로써 암세포를 굶어 죽게 하는 것이다.

⑫ 육류의 단백질은 소화가 어렵고, 많은 양의 소화 효소를 필요로 한다(과식은 피한다).

소화되지 않은 육류는 창자에 남아서 부패되거나 더 많은 독소를 만든다.

⑬ 암세포벽은 견고한 단백질로 쌓여 있다. 육류 섭취를 줄이거나 끊음으로써 더 많은 효소가 암세포의 단백질 벽을 공격할 수 있도록 하여 암세포를 파괴하도록 만든다.

⑭ 몇몇 보조 식품들(항산화제, 비타민, 미네랄 등)은 인체 스스로 암세포를 파괴하기 위한 킬러 세포를 활성화하여 면역 체계를 형성한다. 비타민 E와 같은 다른 보조 식품들은 유전자에 의한 세포의 능동적 죽음(아포토시스, Apoptosis) 또는 손상 입은 필요치 않은 세포를 인체의 자연적 방법에 의해 없애는 프로그램 세포사를 일으키는 것으로 알려졌다.

⑮ 암은 마음, 육체, 정신의 질병이다. 활동적이고 긍정적인 정신은, 암과 싸우는 사람을 생존자로 만드는 데 도움을 준다. 분노, 관용 없는 삶, 비난 등은 인체를 스트레스와 산성의 상태로 만든다. 사랑하고 용서하는 정신을 배워라.

⑯ 암세포는 유산소(Oxygenate) 환경에서는 번성할 수 없다. 매일 운동을 하고 심포흡을 하는 것은 암세포를 파괴하기 위해 적용되는 또 다른 수단이다.

2) 암세포의 영양분

① 설탕은 암을 키운다. 설탕 섭취를 줄이는 것은 암세포에 영양분을 공급하는 중요한 에너지원 하나를 없애는 것이다. 뉴트라 스위트(Nutra Sweet), 이퀄(Equal), 스푼풀(Spoonful) 등과 같은 설탕 대용품들은 아스파탐으로 만들어진다. 이것 역시 해롭다. 좋은 자연적 대용품은 마누카 꿀 또는 당밀 같은 것이지만, 이것도 매우 적은 분량이어야 한다. 식용 소금은 색을 하얗게 하기 위해 화학 물질을 첨가한다. 좋은 대용품은 Bragg's amino(브랙의 아미노) 또는 바다 소금(천일염)이다.

② 우유는 위장 내관에서 점액을 생산하도록 한다. 암은 이 점액을 먹는다. 따라서 우유를 줄이고 무가당 두유로 대체하면 암세포는 굶어 죽을 것이다.

③ 암세포는 산성(acid) 환경에서 나타난다. 육식 중심의 식생활은 산성이다. 소고기나 돼지고기보다 생선이나 약간의 닭고기가 최선이다. 또한 육류는 가축 항생제, 성장 호르몬과 기생충을 포함하고 있다. 이것들은 모두 해로운데, 특히 암 환자에게 해롭다.

④ 식품 섭취의 80%를 신선한 야채와 주스, 잡곡, 씨, 견과류, 약간의 과일로 이루어진 식단은 인체가 알칼리성 환경에 놓이도록 도와준다. 20%는 콩을 포함한 불에 익힌 음식들로 한다. 신선한 야채 주스는 살아 있는 효소를 생산한다. 야채주스는 인체에 쉽게 흡수되며 15분 안에 세포에까지 도달하여 건강한 세포에게 영양을 공급하여 성장을 돕는다. 건강한 세포에 필요한 살아 있는 효소를 얻으려면 신선한 야채주스(콩의 새싹을 포함한 대부분의 야채들)를 마시고, 하루에 두세 번 생야채를 먹도록 노력해야 한다. 효소는 단백질 성분이기 때문에 화씨 104도(섭씨 40도)에서 파괴되는 점에 유의하자.

⑤ 카페인을 많이 함유한 커피, 홍차, 초콜릿의 애용을 피하도록 한다. 녹차는 암과 싸우기 위한 좋은 대용품이다. 한편 독소와 중금속을 피하기 위하여 수돗물이 아닌 정수된 물을 마시는 것이 최선이다. 증류된 물은 산성이므로 피하는 것이 바람직하다.

4. 장수 지역 사람들

1 러시아의 코카서스 지방의 주민

미국에서도 90세 이상을 사는 사람들은 전체 인구의 0.4%밖에 되지 않는다. 대부분의 미국 사람들은 육칠십 세가 되면 정신이 흐려지기 시작한다. 얼굴은 주름으로 덮이고, 몸은 관절염으로 쑤시게 된다. 그들의 정신은 걱정과 근심과 염려로 가득 차게 된다.

그런데 러시아의 코카서스 지방의 주민들을 보자. 이 지방에는 4,500~5,000명의 100세 넘은 사람들이 살고 있다. 그곳에 있는 사람들은 자신들의 젊음을 80세로 생각하며 산다. 에쿠아도르에 사는 빌카밤바(Vilcabanban). 마을 사람들은 그들 인구의 10%가 100세 이상을 산다고 한다. 파키스탄의 훈자 마을은 잘 알려진 장수 마을이다.

노인 건강 전문의사인 로버트 버틀러(Robert N.Butler) 박사는 몇 년 전 러시아의 드미트리 케보트렙(Dmitiri Chebotarev)의 초청으로 러시아를 방문하여 17일 동안 그곳에 사는 장수 노인들을 연구하게 되었다. 그의 연구의 결과는 장수의 원인이 요구르트를 많이 먹는 것이 아님을 알게 되었다.

■ 코카서스 지방 사람들의 장수 원인은 다음과 같다.

① 적극적인 마음 자세를 갖고 산다.
② 그들 생활은 가족 단위로 이루어진다.
③ 일을 열심히 하며 육체적으로 언제나 활동적이다.
④ 단순한 식사를 하고, 절대로 간식을 하지 않으며, 식사 시간의 간격이 멀다.
⑤ 몸에 좋은 알칼리수와 육각수를 마신다.

2 에콰도르 장수마을

에콰도르 남부 '빌카밤바'는 90대와 100대가 가장 많은 장수마을이다. 비결은 연간 온난한 기후와 미네랄이 풍부한 수자원, 채식 위주의 식습관, 적절한 육체활동, 낙천적 성격이라고 스페인 일간 『엘파이스』가 보도했다.

"언제 태어났냐고? 으흠, 좀 오래됐는데……" 빌카밤바에 살고 있는 마리아 사카 할머니의 답이다.

그녀는 출생일을 정확히 기억하지 못하지만 자신의 나이가 매우 많은 건 확실하다 했다. 92세의 빅토르 부르네오 할아버지는 나이에도 불구하고 안색이 맑고, 느리지만 흐트러짐 없는 걸음으로 걷는다. 마을 최고령자는 호세 다비드 톨레도 할아버지로 140세까지 살았다. 102세의 호세 메디나 할아버지는 "1세기를 살았다"고 담담하게 말했다.

빌카밤바는 안데스고원 해발 1,565미터의 분지에 위치한 로하 지방에 자리잡고 있다. 이름마저도 '성스러운 골짜기'란 뜻이다. 1970년대 『내셔널 지오그래픽』을 통해 신비한 장수마을로 보도되면서 유명세를 타기 시작했다. 이곳 주민들의 평균 나이는 90대. 100세가 되도 왕성한 경제활동을 한다. 80세는 노인 축에도 못 낀다. 다른 장수지역과는 달리 남성들이 더 오래 산다는 점도 특이하다. 마을 사람들은 술, 담배, 성생활도 적절히 즐긴다. 한 독일 연구원은 95세의 마누엘 파르도 노인과 연구를 목적으로 성관계를 가지기도 했다고 한다.

의사들과 과학자들은 40여 년간 빌카밤바 사람들의 장수비결에 대해 연구해왔다. 일본의 코키치 오타니 박사는 마을의 물에 주목했다. 개울보다 좀 더 넓은 빌카밤바 강물에는 22종류의 광물이 풍부하다. 얌발라, 캄파마코, 참바 등 몇몇 작은 강과 지하수에서 나오는 이 물은 포타슘과 칼슘·철·나트륨·마그네슘·금·은 등의 미네랄이 함유되어 있다. 특히 마그네슘은 혈액 중 콜레스테롤을 제거해 동맥경화를 예방하는데 탁월하다. 당뇨나 고혈압 등 성인병에 걸린 노인이 거의 없단 것도 빌카밤바 '생명의 물'의 효험을 증명한다.

육류를 적게 먹고 곡물과 야채를 많이 먹는 식습관도 장수 비결로 꼽힌다. 주민들의 주식은 옥수수·감자·배추·바나나·당근·보리·밀 등 곡류와 채소. 특히 주민들이 즐겨먹는 지방 고유 음식은 '레페'란 스프로 콩과 바나나. 갖은 야채, 우유로 만든다.

농경문화가 뿌리내린 이곳에서 끊임없는 육체활동도 사람들을 건강하게 만든다. 또 연간 18~24도의 온난한 기후는 특출한 장수의 비결로 꼽힌다. 의학적으로 볼 때 가장 이상적 기온이다. 거센 비도 서리도 내리지 않으며 기온 차도 별로 없다. 심장 및 호흡기 질환을 앓는 사람이 드문 것도 이 때문이다.

3 장수 비결

　일본인 의과학자인 아모리 유키오의 장수촌 탐방기 및 장수 연구에 의하면 세계의 유명한 장수촌으로 코카서스(Caucasus, 카프카스) 지역의 그루지야 공화국, 파키스탄의 훈자 마을, 일본의 오키나와, 안데스산맥의 빌카밤바, 중국의 광주, 중국 내륙의 신강 위글 자치구 등을 꼽는다. 이들 지역에서는 100세 이상 노인의 비율이 인구 10만 명당 20명 전후가 되는 것으로 알려졌다.

　장수촌의 식사를 분석한 결과 공통적으로 염분을 적게 섭취하고, 지방과 육류의 섭취가 적고, 생선, 야채 및 과일의 섭취가 많은 것으로 나타났다. 지방, 육류, 염분의 과다 섭취는 고혈압을 유발하고 심혈관계 질환 및 암을 발병하게 하여 수명을 단축하는 것으로 설명한다.

　우리나라의 장수촌 조사는 최근 서울대학교 의과대학 산하에 있는 노화연구소의 연구에 자세히 밝혀졌다. 예전의 남해안 지역이라는 보고와는 달리, 지리산 지역의 순창군, 곡성군, 담양군, 장성군으로부터 소백산맥을 따라 예천군 등과 제주도가 우리나라 최고의 장수촌으로 밝혀졌다. 이곳은 100세 이상 노인의 비율도 인구 10만 명당 20명 전후가 되는 것으로 알려져 세계의 장수촌과 별 차이가 없는 것으로 집계되었다.

　장수촌 노인들의 음식은 다른 노인들과 큰 차이는 보이지 않았으나 청정지역에 거주하며, 마음 상태가 편안하게 안정되어 있으며, 몸무게는 정상보다 약간 많았으나 상당량의 운동을 지속적으로 하는 것으로 나타났다. 장수의 비결은 불로장생의 불로초를 구하는 것이 아니다. 지방, 육류, 염분의 과다 섭취를 피하고, 생선, 야채 및 과일의 섭취를 늘리며, 되도록 소식을 유지하고, 깨끗한 물과 공기를 취하고, 적절한 운동과 편안한 마음을 갖고 하루하루를 보내는 것이 바로 장수의 비결이었다. 규칙적으로 병원에서 건강검진을 하는 것도 현대의학의 측면에서는 장수의 비결이 될 것이다.

　100세가 넘은 대부분의 사람이 단순하게 오래 산 것만을 중요하게 여기는 것은 아니다. 의학 연구는 이 문화에 속한 100세인들이 높은 삶의 질을 누리고 있다는 점도 강조한다. 이들에게서 보이는 100세인들의 특징은 다음과 같다.

100세인들의 공통적인 특징

- 정기적으로 한결같이 몸을 활발하게 움직인다. 평소에도 걷기나 다른 형태의 활동적인 운동을 거르지 않는다.
- 지나치게 가공된 식품은 피한다. 미국에서 판매되는 수많은 정크 푸드와 패스트푸드와 같이 고도로 가공된 음식들은 전혀 섭취하지 않는다. 실제로 그들이 먹는 음식 중에는 과도하게 가공된 것이 하나도 없다.
- 균형 잡힌 식사를 한다. 과식하지 않는다. 주로 섬유질을 많이 먹고 소금, 설탕, 지방의 섭취가 적다. 또한 생선이 중요한 식품이다.
- 물을 많이 마신다. 주로 무기질 함량이 높은 우물이나 계곡 시냇물을 마신다.
- 신선한 과일 야채를 충분히 섭취한다.
- 외로움을 피한다. 공동체 안에서 이웃, 가족, 친구와 맺는 관계를 중시한다.
- 정기적으로 성관계를 갖고, 즐긴다.
- 양로원의 개념이 없다. 같이 살고, 서로 의지한다.
- 알코올이나 담배 제품을 거의 즐기지 않는다.
- 노년에도 활동적이고 유익한 생활을 한다.
- 부와 성공을 추구하기보다는 인간관계와 화합을 강조한다.

지금까지 건강하고 오래 사는 사람들의 이야기와 관련된 정보를 나누었다. 행복하고 건강한 삶을 위해서는 건강을 다스리는 지혜가 필요하다. 삶의 룰을 깨고 지나치고(over) 싶은 욕구, 암세포가 증식되고, 우리 몸을 파괴하는데도 방치하는 무딘 생활 습관들에서 벗어나야 한다. 잘못된 것에 대한 심각성을 빨리 깨닫고, 생활 습관을 컨트롤할 능력이 필요하다. 이러한 능력을 당장 실행하는 것이 바로 지혜이다. 이러한 지혜로 건강을 다스리고 정복하여 주어진 수명을 충분히 그리고 건강하게 누리며 살아가길 바란다.

결론적으로 '주어진 수명을 단축시키지 않도록 노력하자'는 말을 하고 싶다. 즉, 건강하게 살기로 빨리 결단을 내리고 건강하게 살아가는데 방해가 되는 것들을 멀리하기로 결단하길 바란다.

다음의 개구리 이야기를 통해 빠른 결단이 개구리의 인생을 어떻게 좌우하는지 잘 살펴보도록 하자.

개구리의 결단

지능이 뛰어난 개구리를 물이 끓는 냄비에 던져 넣는다면 무슨 일이 일어날까?

개구리는 즉시 결정을 내린다. "여기는 위험하다! 빨리 뛰어 올라 가야지." 그리고는 뛰어나갈 것이다. 그러나 똑같은 개구리를 차가운 물이 든 냄비에 넣고, 불 위에 올려 천천히 데워보자. 무슨 일이 일어날까? 개구리는 물이 천천히 따뜻해짐을 느끼지만 유유히 헤엄을 치며 생각한다. "물이 약간 따뜻한 것쯤은 나쁘지 않아." 그러나 그 개구리는 곧 뜨거운 물에 삶아진다.

인생에서 대개의 일이 서서히 전개된다는 점이 바로 이 이야기의 교훈이다. 매일 아침 30kg 이상 몸무게가 불어난다고 상상해보라. 생각만 해도 불안하고 끔찍하게 여길 것이다. 그러나 이번 달에 1kg, 다음 달에 1kg이 늘어난다면 우리는 그것을 다급한 상황으로 보지 않는다. 하지만 서서히 물이 뜨거워져 결국 개구리가 죽듯이, 서서히 늘어난 몸무게는 결국 혈관을 망가뜨리고, 비만으로 인한 각종 성인병이 나타나 사망에 이르게 될 수 있다. 서서히 뜨거워 질 조짐이 느껴지면 빨리 뛰어 나와 위험에서 벗어나야 한다. 개구리의 예는 '작은 것도 과소평가하지 말라'는 경고의 메시지를 남긴다. 작은 부분이 모여 큰 부분을 이룰 수 있어 목표에 점점 가까워질 수도 있고, 점점 멀어질 수도 있다. 중립은 존재하지 않는다. 그러므로 우리는 항상 어떤 방향으로 나갈지 유의해야 한다.

우리가 오늘 운동을 하든, 사과를 먹든, 초콜릿을 먹든, 좋은 책을 읽든, 텔레비전을 보든, 만원을 절약하든 지출하든 간에 가까운 미래에는 큰 차이가 없다. 그러나 10년 후에는 큰 차이가 생길 것이다. 초콜릿은 몸을 비만하게 만들고, 텔레비전 시청은 생각이 짧아지도록 할 것이며, 만원의 지출은 당신을 가난하게 만들지도 모른다. 반면 오늘 운동을 하고, 과일을 먹고, 좋은 책을 읽으며, 돈을 절약한 사람은 건강과 지식과 생활의 윤택함을 누릴 수 있다. 누구나 항상 현명한 결정을 내릴 수 있는 것은 아니다.

그러나 인생은 우리가 내린 모든 결정의 집합체여서, 삶에 대한 순간의 무관심이 가장 나쁜 삶의 방식을 가져올 수 있다. 노화의 원리에 관심을 갖고, 오래 사는데 방해가 되는 것을 막는 생활 습관이 중요하다. 특히, 인생의 후반기에 무엇보다 몸무게가 늘어나지 않도록 하는 것이 중요하다.

표준 체중을 유지하기 위한 조화로운 음식 섭취(대사 작용이 약해지는 노인에게는 소식이 좋다)와 규칙적인 유·무 산소 운동은 큰 도움을 줄 것이다. 그리고 문명화 과정과 의학의 발달에 잘 적응하도록 하자.

백만 달러의 가치가 있는 경주용 말이 있다고 상상해 보자. 이 말을 어떻게 다루고, 먹이는 어떻게 줄까? 말에게 디저트로 레몬을 띄운 보드카나 아니면 매일 밤 삼겹살에 소주를 줄 것인가? 마요네즈를 곁들인 감자튀김과 초콜릿을 줄 것인가? 크림이 듬뿍 담긴 아스크림을 주고, 밤새 잠 안자고 훈련을 할 것인가? 또한 담배를 물려주고, 마구간에 텔레비전을 설치해 그 앞에서 많은 시간을 보내게 할 것인가? 물론 이런 행동은 하지 않을 것이다. 감히 백만 달러의 가치인 말에게 이런 행동은 한다는 것은 상상도 못할 것이다. 그러나 왜 많은 사람들이 자신의 몸에는 그렇게 하는가?

건강은 활력, 에너지, 생활의 질과 즐거움을 의미한다. 건강은 지속적으로 개선해야 한다. 건강을 향상시키고, 활력을 높이면 매일 더 많은 에너지를 얻을 수 있다. 건강에 주의를 기울이지 않고 관심을 갖지 않으면, 언젠가는 건강이 나빠져 병에 걸리고 병마와 싸워야 한다. 일단 중병이 들어 침대에 누워있으면 자신이 살고자하는 삶 및 꿈을 정복하기가 어렵다.

건강은 기분, 동기, 열정, 카리스마, 실행력에 크게 영향을 준다. 건강해야 진정한 성공을 누릴 수 있다. 하루하루가 소중하다. 오늘 내가 먹는 음식과 활동량 그리고 지금 하고 있는 일과 스트레스에 대한 대처들이 나의 건강한 노화와 수명으로 분명히 나타나는 것이다.

생을 마감할 때 바라는 삶을 바로 지금 살 수 있다.

— Mare Aurel

'노인' 하면 '고갈된', '구식의', '낡아빠진', '시든', '한물간', '주름', '허약한', '고집불통', '메마른' 등의 이미지가 떠오른다면 이러한 생각부터 몰아내길 바란다. 의미 있고, 성숙하며, 지혜롭고, 깊이가 느껴지며, 여유롭고, 다듬어진, 풍성한 등⋯⋯. 노인의 긍정적인 이미지는 젊은이들이 따라올 수 없는 가치 있는 존재로 바꾸어놓는다. 나이가 들었지만 건강하고 활력이 넘치는 사람들은 지금 전 세계 어디서나 볼 수 있다. 따라서 노화에 끌려가는 인생이 아닌 자신의 삶을 주도하며 건강하고 행복한 삶, 그리고 평화로운 죽음을 기대하며 적극적으로 앞서나가길 바란다.

마지막으로 창조주가 생명을 주신 것에 감사하고, 생명을 주신 이유와 그 목적에 따라 건강하고 기쁘게 살아가자는 말을 하고 싶다. 아무쪼록 이 책에 담긴 내용이 우리의 몸과 마음을 새롭게 하고 건강한 삶을 찾아가는 데 도움이 되길 바란다.

참고문헌

동아일보, 『걷기 테스트로 노인 수명 예측』, 2006년 5월 16일자 게재.

라원기(2003), 「성경 안에 나타난 웃음치료에 관한 한 연구」, 호남신학대 기독교 상담 대학원 석사학위논문.

마크 베네케(2004), 『노화와 생명의 수수께끼』, 창해.

민경희 외(2002), 『생명과학의 이해』, 교학사.

박상철(2007), 『우리 몸의 노화』, 서울대학교 출판부.

살아남는 이들, 『You are here : Home』 101-123호, 제121호, 십사만 사천 마지막 세대.

살아남는 이들, 『You are here : Home』 1-50호, 제28호, 아마겟돈 전쟁 노인 건강 강좌.

오카다 이코(2007), 『기적의 혈액 건강법』, 평단문화사.

이삭 브레슬라프·류드밀라 브랸체바(2008), 『닥터사이언스』, <당신의 몸을 인터뷰하다>, 써네스트.

이우성(2006), 『생명과학 강의 노트』, 성균관대학교출판부.

이임선(2008), 『웃음, 나를 치유하는 힘』, 랜덤하우스.

주기환(2007), 『혈액과 물과 공기』, 배문사.

야모리 유키오(1997), 김순호 역, 『장수의 비밀』, 이목 출판.

Blumenthal JA, Babyak MA, Moore KA, et al(1999), "Effects of exercise training on older patients with major depression", *Arch Intern Med*, 159(19), 2349-56.

Chen MC, Yip HK, Chen CJ, Yang CH, Wu CJ, Cheng CI, Chen YH, Chai HT, Lee CP, Chang HW.(2006), "No age-related change in circulating endothelial progenitor cells in healthy subjects", *Int Heart J* 47 : 95-05.

Christmas C & Andersen R(2000), "Exercise and older patients : guidelines for the clinician", *Journal Am Geriatr Soc*, 48, 318-24.

Collado M, Blasco MA, Serrano M.(2007), "Cellular senescence in cancer and aging", *Cell* (130). 223-33.

Despres J-P & Lemieux I, Prud''homme D(2001), "Treatment of obesity : need to focus on high risk abdominally obese patients" *BMJournal*, 322(7288), 716-20.

Evans W(2000), "Exercise strategies should be designed to increase muscle power", *Journal Gerontol A Biol Sci Med Sci*, 55(6) : M309-10.

Folsom A, Kay S & Sellers T(1993), "Body fat distribution and 5-year risk of death in older women", *JAMA*, 26 9 : 483-7.

Frontera W, Hughes V & Lutz K(1991), "A cross-sectional study of muscle strength and mass in 45- to 78-yr-old men and women", *Journal Appl Physiol*, 71(2), 644- 50.

Gibbons, G. H., Pratt, R. E., Dzau, V.J.(1989), "Platelet-derived growth factor isoforms differ in mitogenic effect on adult vascular smooth muscle cells", *Circulation*, 16. 2088-2099.

Goldstein, S.(1976), "Aging in vitro : Growth of cultured cells from the Galapagos Tortoise", *Exp. Cell Res.* 83 : 297-302,

Hambrecht R, Wolf A, Gielen S, et al.(2000), "Effect of exercise on coronary endothelial function in patients with coronary artery disease", *N Engl J Med* (342). 454-60.

Hayflick L(1996), "How and Why we Age", Pocket edition. *Ballantine Books*, New York.

Hayflick, L.(1977), "The cellular basis for biological aging", p159-186. In Hayflicks, L. and Finch, C. E. (ed.), *Handbook of biological aging*. Van Nostrand Reinhold Co., New York.

Hughes V, Frontera W, Roubenoff R, Evans WJ & Fiatarone Singh MA(2002), "Longitudinal changes in body composition older men and women : role of body weight change and physical activity", *Am Journal Clin Nutr*, 76, 473- 81.

Imanishi T, Moriwaki C, Hano T, Nishio I.(2005), "Endothelial progenitor cell senescence is accelerated in both experimental hypertensive rats and patient with essential hypertension", *Journal of Hypertension*. 23(10), 1831-1837.

Jadelis K, Miller M & Ettinger W(2001), "Strength, balance, and the modifying effects of obesity and knee pain : results from the Observational Arthritis Study in Seniors (OASIS)", *Journal Am Geriatr Soc*, 49 : 884- 91.

Judith C.(2007), "Aging and cancer cell biology", *Aging Cell* (6). 216-3.

Kelley G & Kristi S(2001), "Resistance training and bone mineral density in women : a meta-analysis of controlled trials", *Am Journal Phys Med Rehabil*, 80(1) : 65- 77.

Lee I-M & Skerrett J(2001). "Physical activity and all-cause mortality : what is the dose-response relation?", *Med Sci Sports Exerc*, 33(Suppl 6), S459-71.

Manji HK, Quiroz JA, Sporn J, et al(2003), "Enhancing neuronal plasticity and cellular resilience to develop novel, improved therapeutics for difficult-to-treat depression", *Biol Psychiatry*, 53(8) : 707-42.

Mather AS, Rodriguez C & Guthrie MF(2002), "Effects of exercise on depressive symptoms in older adults with poorly responsive depressive disorder : randomised controlled trial comment", *Br Journal Psychiatry*, 180, 411-5.

McCarthy C& Oldham J(1999), "The effectiveness of exercise in the treatment of osteoarthritic knees : a critical review", *Phys Ther Rev*, 4, 241-50.

Najjar SS, Scuteri A, Lakatta EG.(2005), "Arterial aging : is it an immutable cardiovascular risk factor?", *Hypertension* 46 : 454-62.

Nelson M, Fiatarone M & Morganti C(1994), "Effects of high-intensity strength training on multiple risk factors for osteoporotic fractures", *JAMA*, 272, 1909- 14.

Panton LB, Guillen GJ & Williams L(1995), "The lack of effect of aerobic exercise training on propranolol pharmacokinetics in young and elderly adults", *Journal Clin Pharmacol*, 35(9), 885-94.

Pascot A, Lemieux S & Lemieux I(1999), "Age-related increase in visceral adipose tissue and body fat and the metabolic risk profile of premenopausal women", *Diabetes Care*, 22(9) : 1471- 8.

Pollock ML, Foster C, Knapp D(1987), "Effect of age and training on aerobic capacity and body composition of master athletes", *Journal Appl Physiol*, 62(2), 725- 31.

Poulin MJ, Paterson DH & Govindasamy D(1992), "Endurance training of older men : responses to submaximal exercise", *Journal Appl Physiol*, 73(2), 452-7.

Pu CT, Johnson MT, Forman DE, Hausdorff JM, Roubenoff R, Fielding RA(2001), "The Effects of High-Intensity Strength Training on Skeletal Muscle and Exercise Performance in Older Women with Heart Failure : A Randomized Controlled Trial", *Journal Appl Physiol*, 90, 2341- 50.

Rogers MA, Hagberg Ⅲ JM & Martin WH(1990), "Decline in VO2 max with aging master athletes and sedentary men", *Journal Appl Physiol*, 68(5) : 2195-9.

Rohme, D.(1981), "Evidence for a relationship between longevity of mammalian species and life spans of normal fibroblasts in vitro and erythrocyts in vivo", *Proc. Natl. Acad. Sci.* USA 78 : 5009-5013,

Ross R, Dagnone D & Jones P(2000), "Reduction in obesity and related comorbid conditions after diet-induced weight loss or exercise-induced weight loss in men : a randomized, controlled trial", *Ann Intern Med*, 133 : 92-103.

Rowe J. W & Kahn RL(1997), "Suceessful aging", *Genrontologist*, 37(4), 433-440.

Rubenstein L, Josephson K, Trueblood P, et al(2000), "Effects of a group exercise program on strength, mobility, and falls among fall-prone elderly men", *Journal Gerontol A Biol Sci Med Sci*, 55(6), M317-21.

Sarah merson(2007), 『먹으면 젊어지는 최고의 음식 100』, 아카데미북.

Sarah Witkowski and James M. Hagberg(2007), *J Appl Physiol* 102, 834-835.

Schachinger V, Erbs S, Elsasser A, Haberbosch W, Hambrecht R, Holschermann H, Yu J, Corti R, Mathey DG, Hamm CW, Suselbeck T, Werner N, Haase J, Neuzner J, Germing A, Mark B, Assmus B, Tonn T, Dimmeler S, Zeiher AM, REPAIR-AMI Investigators.(2006). "Improved clinical outcome after intracoronary administration of bone-marrow- derived progenitor cells in acute myocardial infarction : final 1-year results of the REPAIR-AMI trial", *Eur Heart J* 27 : 2775-2783.

Shephard RJ(1994), "Physical activity and reduction of health risks : how far are the benefits independent of fat loss?", *Journal Sports Med Phys Fitness*, 34(1) : 91-8.

Singh MD(2004), "Exercise and aging", *Clin Geriatr Med* 20, 201-221.

Smith, J. R., and PereiraSmith, O. M.(1996), "Replicative senescence : Implication for in vivo ahing and tumor suppression", *Science* 273 : 63-67.

Snow C, Shaw J & Winters K(2000), "Long-term exercise using weighted vests prevents hip bone loss in postmenopausal women", *Journal Gerontol (Med Sci)*, 55A(9), M489-91.

Steiner S, Niessner A, Ziegler S, Richter B, Seidinger D, Pleiner J, Penka M, Wolzt M, Huber K, Wojita J, Minar E, Kopp CW.(2005), "Endurance training increases the number of endothelial progenitor cells in patients with cardiovascular risk and coronary artery disease", *Atherosclerosis* 181 : 305-10.

Thijssen DH, Vos JB, Verseyden C, van Zonneveld AJ, Smits P, Sweep FC, Hopman MT, de Boer HC.(2006), "Haematopoietic stem cells and endothelial progenitor cells in healthy men : effect of aging and training", *Aging Cell* 5 : 495-03.

Vasa M, Fichtlscherer S, Aicher A, Adler K, Urbich C, Martin H, Zeiher AM, Dimmeler S.(2006), "Number and migratory activity of circulating endothelial progenitor cells inversely correlate with risk factors for coronary artery disease", *Circ Res* 89 : 318-32.

Wallace M & Cumming R(2000), "Systematic review of randomized trials of the effect of exercise on bone mass in pre- and postmenopausal women", *Calcif Tissue Int*, 67 : 10-8.

Waneen W. Spirduso, Karen L. Francis, Priscilla G, MacRae(2006), 『신체활동과 노화』, 대한미디어.

Werner N, Nickenig G.(2006), "Clinical and therapeutical implications of EPC biology in atherosclerosis", *J Cell Mol Med* 10 : 318-332.

www.geriweb.com. 「춤추는 노인 건강하고 외롭지 않아」, 2009년 해외연구 동향(2009 여름호-4).